MANUEL

DES

GOUTTEUX

ET

DES RHUMATISANS.

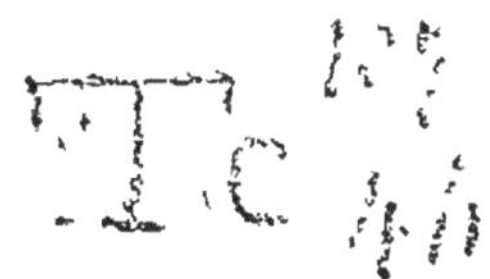

MANUEL

DES GOUTTEUX

ET

DES RHUMATISANS,

OU

Recueil de remèdes contre ces maladies.

SECONDE ÉDITION,

Augmentée de la traduction de l'ouvrage du docteur *Tavares*, sur un art nouveau de guérir les paroxismes de la goutte ; et de la preuve qu'elle siège primitivement dans les nerfs, dont l'état social modifie l'organisation et la sensibilité.

Par *ALPHONSE LEROY*,

Ancien docteur-régent de la Faculté, et professeur à l'École spéciale de médecine de Paris, membre de la société de l'École de médecine, etc. etc.

A PARIS,

Chez MÉQUIGNON l'aîné, Libraire de l'École et de la Société de Médecine, rue de l'École de Médecine, n°. 3.

AN XIII. — 1805.

INTRODUCTION.

Nous possédons beaucoup de Traités de la goutte et du rhumatisme : les plus habiles médecins de l'antiquité se sont attachés à l'observation de ces maladies, et sur-tout à celle de la goutte qui est un vrai Prothée. Parmi les anciens, *Hippocrate*, *Arétée* et *Galien* nous ont fourni les préceptes les plus utiles, mais leurs observations n'avoient pas pour base les sciences de l'anatomie et de la chimie aujourd'hui mieux connues et perfectionnées. Parmi les modernes, *Sydenham*, *Musgrave*, *Liger*, *Dessault*, *Cullen* et beaucoup d'autres médecins ont écrit sur la goutte d'après leurs observations tant sur les malades que sur eux - mêmes. Enfin le célèbre professeur *Barthez* vient tout récemment de recueillir en deux gros volumes ce qui est réparti dans beaucoup d'ouvrages ; mais il est difficile d'en tirer parti de ces richesses trop confusément amassées ; il est difficile de faire une juste application de moyens souvent contradictoires entre eux. Il faut établir des bases qui indiquent par quels côtés ces remèdes opposés entre eux produisent un même effet, et comment, en agissant sur des principes différens constituans une même partie lésée, ils remédient à une lésion la même chez tous en apparence, mais dépendante de causes primitives, différentes en différens individus.

On ne doit considérer cet opuscule que comme des notes extraites de divers ouvrages, auxquelles j'ai joint quelques courtes réflexions suggérées par mon expérience.

Cet opuscule peut devenir un petit *vade mecum* pour les jeunes médecins, et leur donner des apperçus pour rechercher et distinguer les causes des lésions ou primitives ou secondaires d'un systême où d'un organe, et fournir des moyens nombreux pour y remédier.

Il est à croire que l'Ecole de médecine de Paris avancera de

8

plus en plus les progrès de la médecine et de la chirurgie par l'enseignement et l'étude spéciale qui se fait dans cette Ecole d'une manière très-étendue , de l'anatomie et de la physiologie humaine et comparée , ainsi que de la chimie appliquée à l'économie animale.

On sera probablement effrayé de l'espèce d'encyclopédie médicale que je présente ici ; mais un médecin ne sauroit avoir trop de moyens ; et d'ailleurs quand il les a bien classés d'après leurs effets et les degrés de leurs effets, cette multiplicité se réduit à un petit nombre ; le merveilleux même de l'empirisme cesse , et les effets deviennent expliqués et par conséquent le remède empirique alors est rationnel.

Ce qu'il y a de plus difficile à saisir en médecine, ce qui étonne le plus et ce qui provoque l'incrédulité au lieu de l'admiration, c'est que des remèdes de nature différente opèrent la guérison d'un même effet. Mais c'est qu'on n'a pas assez observé que le même effet est produit souvent par divers élémens et principes qui constituent la partie qui est affectée. On ne voit pas assez combien l'économie est multiple et par combien de côtés différens et opposés elle peut être modifiée.

Dans cette nouvelle édition j'ai cru nécessaire de terminer par une explication fondée en anatomie sur les causes premières de la goutte, et d'indiquer comment l'étude du système des nerfs dans les enveloppes desquels elle siége capitalement, peut expliquer tous ses phénomènes.

Je suis loin d'avoir tout dit sur la goutte et le rhumatisme, mais je m'explique assez pour qu'on observe mieux ces deux maladies douloureuses, et surtout pour qu'on se rende mieux compte comment et dans quelles circonstances ont agi les moyens différens par lesquels on les a combattues ; c'est ce qui mettra en état dans la suite de mieux juger les causes différentes de ces maladies et de mieux remédier à leurs effets.

J'ai joint à ce petit Traité les observations et les réflexions du docteur *Tavares* sur l'administration du quinquina dans la goutte. D'après mes propres observations, j'assure que la publication de cette méthode est un présent précieux fait à l'humanité, et d'autant plus précieux qu'on se rend raison de l'effet rapide de ce remède. Avant de le connoître, je ne m'opposois qu'au retour des paroxismes par des laxatifs donnés périodiquement; mais j'ignoroisl'art de remédier aussi rapidement qu'on le fait aux paroxismes eux-mêmes, par la méthode, nouvelle pour nos climats, de donner le quinquina.

On feroit un traité précieux de médecine sur l'art d'employer tous les moyens proposés en ce Manuel ; lequel traité indiqueroit l'art de modifier l'économie pour changer ses dispositions morbifiques ; beaucoup emploient des remèdes , mais peu les administrent avec un art que les anciens appeloient méthode.

On peut prendre dans ce Manuel quelques données et quelques principes sur cet àrt , propre à ramener à un type naturel de santé des mouvemens qui ont changé leur ordre naturel , ou à expulser des liqueurs altérées et devenues superflues.

Les médecins qui ont le mieux écrit sur la goutte sont ceux qui

en

en ont été affectés eux-mêmes ; mais aucun encore n'avoit trouvé l'art de calmer très - promptement ses paroxismes : cet art existoit en Amérique ; l'empirisme l'avoit recueilli , et la médecine , dans l'ouvrage de M. *Tavares* , le publie, et M. *Tavares* est goutteux comme je le suis un peu moi-même.

J'ai terminé ce petit Manuel par l'explication du siége et des effets de la goutte , et j'en dis assez, je pense, pour qu'on l'observe et que l'on y remédie mieux.

J'ai fait pour ma propre utilité en pratique , et pour mon enseignement , et pour l'éducation médicale de mon fils, des observations anatomiques , chimiques

et pathologiques sur toutes les parties constituantes de l'économie
animale , mais principalement
sur le cerveau, sur les nerfs, partie essentielle et à peine défrichée.
D'après l'anatomie , la physique
et la chimie, j'ai cherché à ramener à des sciences bien connues
des effets que les curieux , les
philosophes et les médecins at-
tribuoient , en s'égarant , à une
métaphysique obscure et sans
bornes. Ce que je dis des nerfs,
relativement à la goutte , et le
peu que j'annonce relativement
aux sensations , laisse entrevoir
l'immensité du travail anatomique qu'on peut faire sur les nerfs,
sur ces sensations , grand et digne sujet de la curiosité humaine.

MANUEL

DES GOUTTEUX

ET

DES RHUMATISANS.

PREMIÈRE PARTIE.

CHAPITRE PREMIER.

De la goutte en général.

On appelle goutte une maladie qui se manifeste le plus souvent sur les articulations par une rougeur, une douleur vive, ou tensive, ou lancinante, ou par un sentiment de déchirure ou de brûlure vers les parties affectées ; elle semble

résider dans les capsules articulaires
sous les ligamens , sous le périoste
des os dans les articulations ; mais
si l'on remonte plus loin , on trouvera son siége dans l'enveloppe
même des nerfs et sur-tout dans les
enveloppes plus relâchées de ceux
qui se rendent aux articulations.

On voit pourquoi une maladie
qui est dans l'organe même de la
sensibilité, est une des plus douloureuses et des plus mobiles.

La goutte existe dans les enveloppes membraneuses des nerfs ; dans
toutes les membranes les plus fines ;
dans les articulations; dans les membranes qui séparent les os les uns des
autres, dans toutes les sutures des
os de la tête : elle attaque chez
certains sujets des articulations de
préférence à d'autres ; elle n'est jamais moins dangereuse que quand

elle attaque les articulations inférieures.

Souvent on méconnoît la goutte
lorsqu'elle attaque les viscères tels
que le cerveau, le poumon, l'estomac et le canal intestinal. Il
n'est aucune partie de l'économie
qu'elle ne puisse affecter; mais elle
se porte de préférence sur les parties
où aboutissent les nerfs dont les
membranes sont relâchées.

Dans les parties où elle se manifeste, le système artériel est irri-
té et il fait secrétion ou d'une vapeur, ou d'une sérosité âcre qui
produit tous les désordres de la
goutte, ensorte que cette goutte a
un caractère plus ou moins sanguin ou lymphatique, ou plus
ou moins aigu ou chronique, et
tout-à-la-fois un caractère qui par-
ticipe de l'affection de ces deux sys-

têmes, ce qui fait que la goutte
n'est ni absolument sanguine, ni
lymphatique ; mais selon qu'elle
appartient à l'un de ces deux systêmes, elle paroît plus ou moins
sanguine et inflammatoire, ou plus
ou moins lymphatique et pâteuse.

Le nom de goutte dont les modernes se sont servi pour désigner
cette maladie , peut indiquer ce
qu'elle est ; tantôt c'est une simple
vapeur, tantôt c'est une sérosité ,
c'est une goutte de pituite âcre et saline qui divague en divers états dans
différentes parties de l'économie, et
dont l'origine est sous l'enveloppe
des nerfs, et qui vient se jeter ou sur
les articulations ou sur les viscères.

En effet, la goutte qui se manifeste quelquefois en humeur aqueuse et saline, n'est d'autres fois qu'une
simple vapeur, une mofette d'un

feu élémentaire qui divague dans l'économie comme un principe électrique qui se jetteroit sur divers conducteurs ; alors ce feu invisible et réel trouble celui qui donne le mouvement et la vie aux viscères, et enfin cherche issue vers les articulations, y produit de rapides secrétions ; il trouble, arrête l'insensible transpiration, et la douleur devient l'effet de ces désordres.

Les vieillards sont plus sujets à cette affection que les jeunes gens ; on ne la voit presque jamais dans les enfans, et nous en donnerons une raison anatomique très-satisfaisante.

Mais il est ici très-important d'observer que ceux qui, contre l'ordre ordinaire, ont été attaqués de cette maladie dans leur jeunesse, périssent presque tous avant d'arri-

ver à la vieillesse ; mais il est con-
solant de pouvoir les assurer que
par une attention scrupuleuse et
périodique à l'état de leur santé,
ils peuvent altérer la cause de cette
maladie et en prévenir les retours.
J'ai souvent annoncé en voyant un
accès de goutte bien manifeste depuis l'âge de 16 à 25 ans, qu'elle
pourroit ne plus se manifester pendant plus de 20 ans; mais que si on
ne la prévoyoit, les accès seroient
terribles et un jour foudroyans. J'ai
observé que les enfans de pères goutteux, et sur-tout de mères affectées
de goutte, font très - difficilement
leurs dents, et périssent à cette époque, si l'art de la médecine ignore
les moyens propres à leur faire franchir cette crise orageuse.

Les femmes paroissent moins sujettes à la goutte que les hommes,

parce qu'elles l'ont moins souvent
aux articulations ; mais elle siége
plus communément dans tout l'ensemble de leur systême membraneux que dans l'enveloppe des nerfs
des articulations.

Les femmes ne sont attaquées ,
proprement dit, de la goutte à leurs
articulations , qu'à l'époque de la
cessation de leurs règles. Mais la
plupart de toutes les maladies laiteuses , de toutes les affections nerveuses , sont l'effet d'un désordre
dans tout le systême membraneux
des nerfs; c'est une goutte vague ré-
pandue dans tout ce systême dont
l'enveloppe trop relâchée ne l'appor-
te pas aux articulations des mains et
des pieds, mais aux viscères.

Ainsi la goutte existe fréquemment chez les femmes , mais on ne
la reconnoît pas , parce que ce Pro-

thée attaque profondément leur économie sans se porter à leurs articulations ; en effet, on soupçonne
d'autant moins la goutte, qu'elle
est plus diffuse et plus vague dans
toute l'économie.

La goutte fait fluxion dans toute
l'économie ; mais toute fluxion n'est
pas la goutte, parce que tous les autres systêmes de l'économie peuvent
produire des fluxions ou en recevoir.

La goutte produit spécialement
un désordre et une précipitation de
la matière saline solidifiante des
os, dissoute dans la sérosité ; c'est
la raison pour laquelle cette fluxion
séreuse se porte capitalement sur
tout le systême articulaire et sur les
membranes séreuses.

La goutte produit donc des
fluxions ; mais le caractère propre
de la goutte, qui est une fluxion

du système membraneux des nerfs,
peut se combiner avec des fluxions
d'un autre système et d'un autre
genre.

Les pays humides, marécageux
sont plus exposés à cette maladie
que les pays secs et aérés; elle règne plus rarement dans les pays
chauds : on la voit moins en Pro-
vence , en Italie, en Espagne ,
qu'en Angleterre , en Hollande et
dans le nord de la France.

CHAPITRE II.

Différence de la goutte d'avec le rhumatisme.

Il est important de distinguer la
goutte d'avec le rhumatisme , et
c'est ce qu'ont fait les praticiens

les plus célèbres, en observant que le traitement du rhumatisme étoit distinct de celui de la goutte.

Dans la goutte, ce sont les capsules articulaires qui sont spécialement attaquées. La goutte fait des métastases rapides, des fluxions sur différentes cavités, sur différens viscères et différens systêmes solides et fluides ; ses douleurs sont profondes, piquantes, ou elles causent des élancemens et des tiraillemens ; la partie malade est rouge et enflée, quelquefois avec un sentiment de brûlure, d'autre fois avec une apparence érysipélateuse, une extrême chaleur l'accompagne.

Le rhumatisme dépend en partie des nerfs et de leurs enveloppes, mais beaucoup moins que la goutte : son siége existe dans les aponévroses, dans les membranes

nes qui enveloppent les muscles,
dans les quatre grandes membranes aponévrotiques qui enveloppent les quatre extrémités. Il n'est
pas aussi profondément situé que
la goutte ; il n'est pas, comme
elle, l'effet d'une organisation innée , il est l'effet d'un désordre
local , d'une transpiration supprimée ; il ne donne pas , comme la
goutte , des signes d'empâtement
séreux ou d'inflammation dans les
articulations ; son siége est su-
perficiel et moins dans les nerfs ; il
affecte plus les enveloppes des muscles et les nerfs qui s'y rendent, que
ne le fait la goutte. La douleur qu'il
cause est comprimante et gravative
et accompagnée d'un froid sensible
dans la partie ; point d'enflure ni
de rougeur; mais la goutte est l'effet
d'une fluxion pituiteuse et saline

dans l'intimité des nerfs ; le rhumatisme est dû à une matière nutritive coagulable et coagulée par
l'effet d'une répercussion de l'insensible transpiration , par l'effet
du calorique de l'économie, soutiré
par le froid ou l'humidité.

Le rhumatisme ne fait pas de
métastases rapides comme la goutte,
parce que la matière animale coagulée dans ce cas n'est pas mobile :
seul il ne se porte pas sur les viscères à moins qu'il ne soit compli-
qué avec la goutte, ce qui arrive
souvent.

Les affections rhumatismales se
portent sur les muscles longs, sur
leurs aponévroses ; de là vient que
les muscles du cou, les sous-scapu-
laires, ceux du dos, des lombes ,
ceux de la cuisse et les aponévroses
qui les recouvrent sont affectés de

rhumatisme lequel est toujours accompagné d'une grande froideur et
réfrigérence dans la partie affectée,
ce qui indique qu'il dépend d'une
réfrigérence de l'économie, et ce
qu'on ne remarque pas de la même
manière dans la goutte. Le rhumatisme arrive à ceux dont le systême
nerveux est le mieux constitué,
lorsqu'ils s'exposent aux grandes
variations de l'air en passant du
chaud au froid, du sec à l'humide ; lorsqu'ils ont sommeillé dans
des lieux bas et humides : ces causes produisent le rhumatisme sans
toutefois engendrer la goutte. Ainsi
la goutte dépend d'un état spécial
et inné de l'économie, d'une foiblesse radicale de l'enveloppe des
nerfs, d'un mauvais enchaînement,
d'une incohérence dans les principes de la pituite.

La goutte est une maladie qui d'universelle devient locale, tandis que le rhumatisme n'est d'abord que local et ne devient universel que secondairement. Il ne faut donc point confondre ces deux maladies dont la cause et le siége sont souvent différens, mais néanmoins qui ont tant d'analogie entre elles, que souvent après plusieurs accès de rhumatisme la goutte se manifeste, et alors c'est le rhumatisme goutteux, alors ce sont deux affections simultanées qui se confondent presque entre elles. Le rhumatisme est plus ou moins aigu, plus ou moins inflammatoire : en général, il exige plus que la goutte l'usage de la saignée. Le sang alors présente une couenne que l'on peut appeler rhumatique, et qui est différente de la couenne des inflammations proprement dites, en ce qu'elle est moins dense et moins solide.

Je n'entrerai point ici dans le mécanisme de la formation de cette couenne, parce qu'il seroit trop long, et qu'il paroîtroit trop théorique d'expliquer comment la lymphe se coagule et comment la partie colorante du sang se précipite; cependant pour l'indiquer, je ne ferois qu'enchaîner des faits les uns aux autres.

La moindre stagnation dans la lymphe produit la concrétion : une ligature très-serrée arrête dans les veines le sang qui alors offre une couenne : il y a donc dans les rhumatismes une stase du sang ; mais tenons-nous ici au fait dont l'explication nous meneroit dans des détails de chimie animale dans lesquels nous ne voulons pas entrer.

CHAPITRE III.

De quelques causes et effets éloignés de la goutte.

Dans la troisième partie de cet ouvrage j'entrerai plus particulièrement dans les détails relatifs aux causes et effets de la goutte : voyons ici les opinions les plus générales qui ont été émises sur cette maladie ; nous verrons dans la suite à mieux déterminer son siége, ses causes premières et ses effets.

Hippocrate attribue la goutte à un mélange de pituite et de bile échappées de leurs couloirs naturels, et déposées dans les articulations, ensorte que les hommes qui

sont extrêmement bilieux ou pituiteux y sont plus sujets que les autres ; nous verrons que cette opinion d'*Hippocrate* est très-vraie , et
notre troisième partie en fera la
démonstration en expliquant le mécanisme de la goutte.

Les goutteux rendent quelquefois
par le canal intestinal une sérosité
grise, de couleur de lin , et très-
fétide , qui m'a paru être de l'urée,
et ceux qui ont rendu cette secrétion m'entendront très-bien. Je regarde cette sérosité contenant de
l'urée , comme une des matières de
la goutte , et je le prouverai dans
mes réflexions sur l'ouvrage de M.
Tavares : je donnerai des expériences
chimiques assez curieuses sur la
couleur des urines de ceux qui ont
pris le quinquina.

D'autres fois l'estomac rejette

des gorgées d'une eau très-claire et
que l'on nomme pituite, soit le
matin à jeun, soit après le repas,
et dans ce second cas l'estomac ne
rejette que la pituite sans rendre les
alimens : lorsque ces accidens ces-
sent naturellement il est assez ordinaire qu'une fluxion errante et une
goutte vague remplacent cette secrétion.

Galien regardoit la goutte comme
une simple fluxion de pituite. Les
chimistes modernes, d'après les ana-
lyses de l'urine, l'ont considéré
comme l'effet d'une dissolution du
phosphate calcaire, principe solidifiant des os, lequel secrété en trop
grande abondance, s'échappe. Ils
ont vu que le principe acide qui
constitue cette terre, alors mal en-
chaînée, se volatilise par l'insensible transpiration.

Déja *Rivière* avoit dit que dans les accès de goutte il s'échappe du sang un sel acide et corrosif; mais il n'avoit pas démontré cela chimiquement comme l'ont fait les modernes.

Fernel crut que cette maladie dépendoit d'une foiblesse du cerveau qui lâchoit une pituite qui se rendoit aux articulations; mais ce n'étoit qu'une opinion, fruit de l'observation et du sentiment, il falloit la démontrer avec le scalpel.

Sydenham ne remonta pas aux causes; il ne considéra que les effets et sur-tout la foiblesse de l'estomac; aussi quoique attaqué de cette maladie, comme il en connoissoit peu la cause première, il ne trouva aucun art pour en guérir les paroxismes et pour en éloigner et affoiblir le retour.

Willis se livrant plus à son imagination qu'à l'observation, attribua cette maladie à une foiblesse des viscères du bas-ventre qui occasionnoit un appauvrissement dans le sang : on peut dire que cette opinion est véritablement pauvre.

Boërhaave, avec plus de sagacité, dit qu'il y avoit une foiblesse nerveuse constitutionnelle, un défaut d'équilibre dans l'élasticité de la puissance nerveuse. En effet, on peut démontrer dans la goutte une constitution foible de l'enveloppe des nerfs, soit radicale ou innée ou acquise; mais il étoit réservé à ce siècle d'en donner une démonstration anatomique.

Dessault, dans son Traité de la goutte, fruit encore de l'observation, ne s'attache qu'à l'extérieur de l'économie, et dit qu'elle est l'ef-

fet d'une suppression de la transpiration. Cette opinion ne rend point raison des phénomènes qui précèdent
la goutte. Il est bien vrai que la suppression de la transpiration, que la
nature froide et humide du climat,
que l'oisiveté et la luxure, détermi-
nent cette maladie à se manifester,
et peuvent même la produire: mais
elle n'en est pas toujours l'effet.
Pour rendre raison des causes premières de la goutte, il faut remonter à un défaut spécial dans l'organisation, et nous verrons ci-après
que ce défaut est dans l'organisation
de l'enveloppe des nerfs ; nous verrons, d'après l'anatomie, pourquoi
elle n'affecte pas ordinairement les
enfans, les animaux, et pourquoi
elle ne se manifeste qu'à un certain
âge chez ceux qui y sont destinés.

Ce n'est pas qu'il ne faille, comme

le dit l'observateur *Dessault*, avoir
le plus grand égard à ce que la transpiration insensible s'opère le plus
complettement ; mais cela ne suffit
pas.

Cette transpiration insensible est
plus abondante vers les articulations que vers toutes les autres parties. Les articulations sont principalement la voie de décharge de
cette secrétion, et tout ce qui peut
l'empêcher excitera la goutte, si
d'ailleurs l'enveloppe des nerfs a
une disposition à la production de
cette maladie.

Tout ce qui peut débarrasser l'é-
conomie de superflu, exciter le ton
de l'enveloppe des nerfs et une secrétion abondante d'insensible transpiration vers les articulations, s'op-
posera au retour de la goutte, ou
en diminuera l'intensité. Sa cause

est

est ailleurs que dans l'articulation même ; elle est dans l'organisation innée de l'enveloppe des nerfs.

C'est donc un moyen ou d'empêcher le développement de la goutte, ou de diminuer l'intensité de son paroxisme, que d'exciter dans toute l'économie et sur-tout vers les articulations, la secrétion de l'insensible transpiration, et l'on peut mettre en aphorisme qu'en se rendant maître de l'insensible transpiration, on se rend presque le maître des accès de la goutte. Nous verrons ailleurs que nous avons des moyens plus précis encore de maîtriser ses retours, et même jusqu'à ses paroxismes.

Si l'on s'attache à l'insensible transpiration, il faudra considérer sa différence dans les divers lieux ; l'influence qu'ont sur elle l'air et la lumière ; comment l'absence de la lumière, comment l'humidité la rendent moins abondante ; comment nos vêtemens la modèrent ou la provoquent, et l'effet de nos alimens sur elle. Les travaux de *Sanctorius*, de *Dodart*, de *Lavoisier* et de *Séguin* et ceux de *Sennebier*, méritent une étude spéciale pour se rendre compte des causes de cette secrétion et de ses effets.

On observe que la goutte est ordinairement périodique. Tous les mois l'économie amasse pendant quelques jours jusqu'à deux livres de matières étrangères, dont elle a coutume de se débarrasser par une secrétion extraordinaire, et que quelques goutteux ont assez bien observée : c'est ce qui m'a déterminé à donner régulièrement tous les mois aux goutteux, au déclin de la lune un remède purgatif en lavage, et ensuite de se baigner un instant en un bain fort chaud, d'en sortir après quelques minutes, et de faire sur toute la peau une friction sèche et ensuite aromatique et huileuse : par ce moyen je suis parvenu à rendre les accès de goutte très-modérés : il est même tel malade qui pendant plusieurs mois de l'année étoit retenu au lit, qui depuis plusieurs années qu'il emploie ce moyen, n'en a eu que des accès très-modérés lesquels ne l'ont obligé tout au plus qu'à quelques jours de repos.

Il est très-essentiel, dans cette maladie, de ne pas faire excès dans les nourritures : j'ai encore observé qu'au moyen de ce laxatif pris tous les mois pendant deux jours, l'excès dans la nourriture étoit moins nuisible.

La goutte paroît due à un excès de matière calcaire et à un excès d'acide qui s'en échappe et la précipite. C'est avec des élémens infiniment subtils que la nature produit ses plus manifestes phénomènes. Je crois avoir bien observé que les pays où l'on fait usage de bled açoru et ressemé dans des terres marnées ou fumées avec de la chaux, que dans ces pays la pierre et la goutte y sont plus fréquentes que dans d'autres. On a déja observé que les vins grecs que l'on a l'habitude de dulcifier avec le plâtre, donnent, sur-tout aux étrangers, des attaques de goutte extrêmement graves. J'ai observé que ceux qui font le commerce des grains distinguent très-bien en touchant et en goûtant le bled, dans quel terrein il est venu, et ils estiment moins

les bleds des terres marnées ; aussi
certains agriculteurs se sont élevés
contre ce marnage et en ont pris une
opinion défavorable, relativement
à la nature du grain.

Rien de plus commun que de
voir la goutte être la conséquence
d'autres maladies dont on croit
avoir été guéri. Les dartres, les éry-
sipèles, les angines répétées se trans-
forment ordinairement en goutte
dans un âge plus avancé , parce
que la transpiration alors étant
moins abondante, une portion de
cette humeur âcre reflue sur l'intérieur des nerfs alors plus disposés
par leur état à s'engorger d'une vapeur étrangère.

C'est parce que cette transpiration est moins abondante dans les
climats humides et dans les villes
considérables telles que Paris et

Londres, qu'on rencontre dans ces climats et dans ces grandes villes plus qu'ailleurs, des êtres foibles et goutteux, sur-tout depuis un grand nombre d'années.

Il semble même que cette maladie s'accroît et se multiplie en raison des progrès de la civilisation ; aussi *Platon* disoit avec raison et d'après la seule observation, que le nombre des fluxions augmente en proportion que les hommes se multiplient dans les mêmes lieux. Il étoit donc bien important de trouver, comme on l'a fait, le moyen de dissiper rapidement les paroxismes de cette maladie : il étoit réservé à notre siècle d'indiquer les causes premières de ce désordre et les moyens d'y remédier.

CHAPITRE IV.

De quelques symptômes de la goutte, et de la nécessité de la diriger des parties supérieures vers les inférieures.

Il n'est point de maladie qui affecte autant de parties différentes de l'économie. Il n'est systême, viscère ni cavité où elle ne puisse se porter. Mais c'est sur-tout vers les articulations qu'elle produit ses désordres ; je l'ai vue deux fois dans le tissu cellulaire sous la peau, produire en diverses parties du corps des concrétions pierreuses.

On distingue ordinairement la goutte en goutte sanguine inflam-

matoire qu'on appelle goutte chaude , et en goutte inflammatoire saline , érysipélateuse et bilieuse , et
en goutte pituiteuse , muqueuse,
pâteuse, glaireuse et inerte et qu'on
appelle goutte froide.

Elle semble n'être quelquefois
qu'une vapeur ; elle semble faire
circuler des vents dans toute l'économie : d'autres fois c'est une vapeur ignée , une mofette brûlante
qui va porter rapidement une fou-
dre , une lame de feu dans quelque partie de l'économie. Souvent
elle agit sur tout le systême artériel et produit un pouls dur et
plein ; mais c'est sur-tout dans le
systême nerveux qu'elle siége capitalement. Les malades qui en sont
affectés ont naturellement de l'impatience ; ils ne peuvent longtems
tenir en une même place ; dans le

lit, leurs jambes, leurs pieds s'agitent sans cesse, et à ce seul symptôme j'ai souvent reconnu la goutte. Les passions des goutteux sont vives et de peu de durée ; ils sont importunés facilement et sans raison suffisante. En général, ils ont une sagacité, une perspicacité extraordinaires. Lorsque le principe de la goutte, qui existe dans l'enveloppe des nerfs, se porte sur le nerf sympathique dans la région précordiale, il excite les passions concentriques les plus tristes, les plus mélancoliques, ou les passions excentriques les plus folles, ou une gaieté, ou une colère sans raison suffisante ; enfin la vie et le mouvement, se portent ou au-dedans, ou se portent au-dehors, et ne semblent jamais dans cet état d'équilibre qui constitue l'état naturel.

Une certaine fièvre accompagne les accès de la goutte, mais souvent elle est insensible et ne se connoît qu'à une élévation du pouls pendant la nuit, ce qui agite les malades, leur cause de l'insomnie, et ce n'est que sur le matin que cette petite fièvre cesse et qu'ils trouvent le repos et le sommeil. Il semble qu'il se fait dans leur économie une décomposition du principe solidifiant, ce qui leur produit des sueurs partielles, des urines chargées de phosphate calcaire, principe des os, et ce sont ces matières décomposées et précipitées qu'il faut évacuer.

Cette maladie se mêle tellement à toutes les autres affections, et elle se masque sous tant de diverses apparences, que lorsqu'un homme en a éprouvé des accès bien caractérisés, quelle que soit la maladie qu'il éprouve, il ne faut jamais perdre de vue la goutte, et toujours il faut compter que l'affection arthritique est pour beaucoup dans sa maladie et vient s'y mêler quoiqu'elle semble n'y avoir aucun rapport.

Lorsque les goutteux font quelques chûtes, presque toujours la goutte vient se porter dans le lieu de la chûte ou dans l'articulation voisine ; ce qu'il est facile d'expliquer d'après la théorie que nous donnerons de la goutte.

Ce mélange constant de la goutte à toutes les maladies a fait reprocher aux praticiens les plus célèbres de ne voir par-tout que la goutte. Il est important d'observer ici que ceux auxquels on a fait ce reproche ont été très-heureux en pratique. Il y a dans l'économie, sur-tout en état social, une disposition fluxionnaire et qui s'accroît de jour en jour sur-tout dans les grandes villes, et les médecins qui ont le plus observé la goutte font sans cesse attention à cette disposition fluxionnaire, et savent mieux diriger que d'autres les matières morbifiques vers les parties par lesquelles elles peuvent être évacuées après qu'ils en ont favorisé la coction. On pourroit presque dire que dans l'état social, il n'est presque point d'individu qui n'ait cette disposition fluxionnaire, et si ce n'est dans le système nerveux au moins c'est dans d'autres systèmes de l'économie.

Je reviens à ce que j'ai dit sur cette génération de ventosités produites dans la goutte. Cette espèce d'air, ce gaz s'échappe par l'estomac

mac bien plus fréquemment que par le canal intestinal,: souvent même il suit le trajet des nerfs ou des artères ; d'autres fois ce vent se porte entre les muscles , d'autres fois dans la poitrine , fréquemment dans le tissu cellulaire. Enfin il n'est partie de l'économie où la goutte ne produise quelquefois des distensions flatueuses ; et lorsque ces vapeurs se portent vers le diaphragme et la région précordiale , elles causent des oppressions et de l'asthme. Les Japonais et les Chinois font dans ces parties distendues par des flatulences des piqûres avec une aiguille d'or , et par ce moyen donnent jour à ces ventosités ; d'autres fois ils brûlent un coton qu'ils appellent moxa sur cette même partie , et sous ce moxa l'air vient se porter et pro-

duire de petites crépitations et dé-
tonations.

J'ai dit que la goutte décompose dans l'économie et produit
un précipité calcaire qui s'échappe
ordinairement par les urines. Si
ce précipité s'arrête dans les reins
il produit la gravelle : si c'est dans
la vessie, il cause la pierre : si c'est
sous la peau, il produit des concrétions tophacées : s'il se porte jusqu'à la surface du corps et sous la
peau, une sueur gluante peut être
ramassée desséchée ; et un homme
sujet à la goutte m'a présenté plusieurs pierres formées par une sueur
gluante qu'il avoit recueillie. Une
autre dame, également goutteuse,
m'a présenté une quantité assez
considérable de petites pierres plus
grosses que la tête d'une épingle
sorties d'entre les papilles de la

langue, et elles étoient de couleur différente selon l'état différent de sa santé. Les unes étoient grises, les autres rouges et les autres noires. Elle m'en a présenté plus d'une once dans une petite boîte, et j'en ai moi-même extrait plusieurs très-petites d'entre les papilles de sa langue. Cette dame vit encore et jouit, par mes soins, d'une beaucoup meilleure santé. Sa bile est habituellement brûlante, et elle est nécessitée à la faire couler très-fréquemment par de doux évacuans.

L'on a présenté tous ces phénomènes avec un merveilleux qu'ils n'ont pas. C'est toujours un même effet, mais se portant tantôt sur un système, tantôt sur un autre, et quelquefois se dirigeant sur des parties vers lesquelles il n'a pas

coutume de se porter, ce qui dépend d'une foiblesse d'organisation
locale.

Il faut veiller attentivement à
déterminer les oscillations nerveuses vers les parties inférieures.
Tout ce qui peut porter le mouvement fluxionnaire de bas en haut
est funeste, et les praticiens peu
instruits commettent des fautes
capitales pour ne s'être pas fait ce
principe. Une multitude innom-
brable de goutteux ont été victimes
des saignées aux parties supérieures, comme j'en donnerai ci-après
des exemples. La saignée, en relâchant vers ces parties supérieures,
y appelle le principe fluxionnaire
qui vient y faire métastase au
détriment du malade, tandis que
la saignée aux parties inférieures
amène la fluxion inférieurement et

permet d'évacuer la matière morbifique par les moyens connus.

De même qu'il se fait dans l'atmosphère des changemens avant qu'ils nous deviennent sensibles, de même il se fait dans l'économie des goutteux de grandes préparations à l'accès, qui sont insensibles. Néanmoins tous ceux qui font une grande attention à l'état de leur économie, en sont avertis, les uns par des dérangemens d'estomac, d'autres par un appétit vorace, d'autres par des crampes, d'autres par une gaieté excessive. *Hoffmann* dit que l'on peut prévoir ces accès en portant au doigt un petit anneau dont il donne la composition. Cet anneau se noircit au doigt et ne reprend sa couleur qu'au déclin de l'accès. Cet anneau est un composé d'amal-

game de cuivre et de tuthie ; et j'ai
vu en effet cette observation vérifiée
sur des goutteux.

J'ai encore observé que lorsque
les goutteux doivent avoir un accès
de goutte leurs vaisseaux veineux
étoient peu relâchés et plus gor-
gés de sang que de coutume ; le sys:
tême veineux alors a un cours rétro-
grade dans les capillaires, et fait une
secrétion peu connue. Nous allons
indiquer les différens remèdes qu'on
a employés contre cette terrible maladie, et après avoir donné des apperçus sur l'emploi de ces remèdes, nous reviendrons encore dans
la troisième partie de ce Manuel à
l'explication des causes et des phé-
nomênes de la goutte.

---

(1) C'est ce que je prouverai dans le traité
que je vais donner sur le lait répandu, et sur
les maladies laiteuses.

CHAPITRE V.

Doit-on employer des remèdes contre la goutte, et peut-on espérer de la guérir radicalement, ou seulement d'en éloigner et affoiblir les retours ?

Il n'y a point de maladies ni d'infirmités humaines pour lesquelles on ait indiqué autant de remèdes et publié autant de secrets que pour la goutte et le rhumatisme ; mais tous n'ont dû avoir et n'ont eu en effet qu'une existence éphémère. Pour guérir la goutte par un remède unique, il faudroit que cet unique remède pût changer le radical de l'économie des nerfs. Et comme le siége de la goutte existe dans leurs parties constituantes, et

que tantôt c'est une de ces parties
qui est altérée dans ses fonctions, et
que tantôt c'est une autre, il s'en
suit qu'un remède unique ne peut
guère combattre un effet qui a des
causes différentes.

J'offre ici un grand nombre de
remèdes et de moyens curatifs.
Chacun de ces remèdes a été prôné
dans son tems et à son tour comme
méritant la préférence sur tous les
autres. L'expérience a prouvé que
les remèdes quelconques n'ont de
valeur réelle que dans les mains de
ceux qui les emploient avec dis-
cernement, après s'être assurés de
leur action sur une partie ou sur
un système de l'économie de préférence à un autre. L'art de la médecine consiste à bien connoître
cette action de chaque remède différent sur différens systêmes. Ce

n'est pas que tout ne soit affecté dans l'économie par un remède ; mais l'affection la plus forte et la primitive se porte sur un systême de préférence aux autres.

On est malheureusement dans l'opinion que l'on ne guérit pas la goutte. Il importe ici de distinguer ce qu'il y a de faux dans cette opinion et ce qu'il y a de vrai, car l'erreur engendre ici deux choses bien effrayantes, la douleur et la mort.

Il est certain que quand il existe une disposition radicale innée à la goutte, on ne peut absolument la détruire, mais on peut tellement l'altérer, on peut rendre, par des soins médicinaux peu embarrassans, ses retours si foibles, qu'on n'ait rien à craindre de cette funeste maladie ; et l'on peut, comme

on le verra ci-après , combattre vic-
torieusement et vaincre très-rapi-
dement ses paroxismes effrayans.
Mais il ne suffit pas de combattre
l'ennemi lorsqu'il annonce sa présence, il faut, comme dans les
fièvres intermittentes, le combattre
lors de l'intervalle des accès; et
les goutteux ne sauroient trop faire
attention à cette comparaison : il
faut même faire encore plus que
dans les intermittentes, parce qu'il
faut à des périodes réglées, et sur-
tout tous les mois, enlever par un
doux purgatif l'humeur étrangère
que produit la goutte; et j'ose assurer que j'ai réduit cette cruelle
ennemie, en donnant tous les mois
un léger purgatif délayé dans beaucoup d'eau : on le prend pendant
deux jours sans interrompre aucune-
ment ses occupations.

Si donc on peut réduire ainsi la goutte, et si d'un autre côté on combat facilement et rapidement ses plus terribles paroxismes, certes on a rendu le plus grand service aux humains affligés de cette maladie.

Les goutteux vivent, dit-on, très-vieux. Ceux qui vivent très-vieux sont ceux qui n'ont eu que de médiocres paroxismes de goutte, et encore à un âge avancé, parce que chez ces individus l'organisation nerveuse est ample, comme on le verra ci-après, et l'on sait que ce système est celui qui fournit à tous les autres le principe de la vie.

Ceux qui veillent sur leur santé dans l'intervalle des accès, qui prennent périodiquement un laxatif, ceux-là par une surveillance affoiblissent tellement la goutte, qu'ils se mettent hors du danger de ses grands et terribles paroxismes souvent funestes par leur transport ou métastase sur des viscères importans, sur-tout sur le foie ou le poumon.

Cette attention d'ailleurs doit nécessairement prolonger l'existence en ne laissant dans l'économie que le moins possible d'humeur hétérogène. Il faut que l'on connoisse la partie foible de chaque individu qu'on traite de la goutte, parce qu'alors on connoîtra le lieu, le viscère où la fluxion goutteuse a du penchant à se porter. Il faut empêcher l'accumulation de matières étrangères, entretenir les secrétions, accroître périodiquement celle du canal intestinal et ensuite celle de l'insensible transpiration ; il faut chasser l'ennemi par toutes les

les issues, par tous les émonctoires
et avec prudence ; il faut donner
le plus possible les élémens de la
vie, par la lumière, par l'air, par des
alimens succulens pris en dose modérée. Or toute ces prescriptions
sont du domaine de la médecine
rationnelle : il faut donc qu'un
goutteux se laisse conduire par les
conseils d'un médecin éclairé et
philosophe, qui réglera sa vie sans
l'empêcher d'en jouir ; il ne faut
que des soins, des attentions et non
une médecine perpétuelle.

Mais ceux qui ont cette maladie
qui est dans leur constitution et
organisation, veulent absolument
guérir radicalement ; ils consen-
tent à employer les remèdes même
les plus violens : les charlatans leur
promettent ce qu'il est impossible
à la médecine de promettre ; ils s'y

livrent et en deviennent victimes.
D'autres au premier retour de la
maladie, refusent de retourner au
remède qui les a soulagés pendant
longtems, et ils accusent bien in-
gratement d'impuissance ce remède, pour se justifier de ce qu'ils se
refusent à une persévérance que
prescrit la raison.

Mais lorsqu'il est question de
modifier la nature constitutionnelle
de l'économie, et de changer ses
dispositions radicales, sans doute
il faut revenir fréquemment aux
moyens qui ont ramené l'équilibre;
il faut en ce cas une surveillance périodique.

Il faut qu'un artiste soit riche
d'instrumens pour remplir plus facilement ses intentions différentes,
il faut de même qu'un médecin
connoisse un grand nombre de re-

mèdes et l'action de chacun d'eux
pour faire un choix au besoin et
varier ses moyens selon que les
circonstances varient.

Les empiriques, dira-t-on, n'emploient qu'un remède, cela est vrai,
mais ils l'emploient avec audace,
et s'ils ont un succès, chacun le
vante et l'on se tait sur leurs malheurs, tandis qu'on ne révèle que
les malheurs du médecin, et l'on
se tait sur ses succès que toujours
on exige; mais un médecin qui
possède bien sa science peut bien
ne pas guérir aussi souvent qu'il
le desireroit; mais aussi jamais il
n'opérera mal, jamais il ne tuera,
comme le font audacieusement les
empiriques: ce médecin saura, par
une foule de combinaisons, changer le mode de l'économie; il at-
taquera le mal par plusieurs côtés,

il agira sur différens systêmes.

On demande comment il est possible que des remèdes différens par leur nature guérissent la même maladie. Rien n'est moins étonnant pour ceux qui connoissent l'économie humaine, parce qu'ils savent qu'elle est si compliquée qu'elle peut être modifiée par des côtés opposés et de nature différente. Ainsi une inflammation se termine ou par suppuration ou par résolution ; ces moyens diffèrent entre eux, et les remèdes pour terminer le mal sont souvent de nature opposée. Si une maladie a son siége dans une partie composée de vaisseaux lymphatiques, de vaisseaux sanguins et de nerfs, on peut employer des remèdes propres à agir ou sur les uns ou sur les autres, d'où résultera un effet uni-

voque , mais par des moyens différens : ainsi où une saignée peut guérir un accès de goutte , un remède sudorifique, un purgatif, le kina
de même : ces divers remèdes bien
opposés entre eux, peuvent produire.
le même effet salutaire ; mais l'un
opérera par un moyen , et l'autre
par un autre.

Pour guérir le rhumatisme ou
la goutte, il faut remonter à leur
cause première, et ne pas la confondre avec les causes secondaires.
Tantôt la cause première est dans
une fluxion sanguine, tantôt dans
une fluxion pituiteuse ; tantôt c'est
le systême vasculaire qui est affecté,
tantôt c'est le systême membraneux. Tantôt la goutte se porte sur
le viscère qui fait le sang , et elle
sanguifie alors en excès , tantôt sur
celui qui fait la bile , et alors elle

fait une énorme quantité de bile. Il faut suivre toutes les marches de ce vrai Prothée.

On doit dans la goutte considérer, comme je l'ai déja dit, et l'accès et la détermination au retour de l'accès : à la suite des accès des intermittentes, il reste une disposition plus ou moins éloignée à leur retour.

On doit donc s'opposer aux retours de la goutte, et c'est exposer ceux qui en sont fortement affectés à en devenir victimes, que de n'en pas prévoir les retours pour les prévenir ou les modérer, et ce sont ces retours contre lesquels on ne se prémunit pas, qui font regarder la goutte comme incurable. Les fièvres intermittentes seroient fatales si on ne s'opposoit pas à leur retour dans l'intervalle des accès. Il en est de même de la goutte.

Sydenham, qui a si bien décrit la goutte, parce que lui-même étoit accablé de cette maladie, est tombé dans la faute capitale de ne pas chercher assez à s'opposer à ses retours ou à les modérer ; il n'a fait que sentir cette importance et ne s'y est pas arrêté comme il l'auroit dû.

CHAPITRE VI.

Des remèdes à employer contre la goutte et le rhumatisme.

Nous allons parcourir ici la plupart des remèdes employés dans la goutte et dans le rhumatisme, et nous indiquerons sur-tout les circonstances dans lesquelles ces re-

mèdes sont applicables : ce sera une
petite partie de matière médicale
utile aux médecins.

Il n'est aucun des remèdes que
j'offre ici qui n'ait été salutaire à
beaucoup de goutteux. La multiplicité de ces remèdes est, du premier abord, effrayante ; mais en dé-
terminant et leur nature et leur action, on les range sous un petit
nombre de classes dans lesquelles
ou les choisit au besoin.

De la saignée dans la goutte.
L'effet de la saignée le plus sensible est de diminuer la masse du
sang, sur-tout dans le lieu où on
la pratique ; mais elle produit un
autre effet qui mérite une bien plus
grande considération. La saignée
produit relâchement aux parties où
on la pratique ; si c'est aux parties supérieures, elle y produit une

laxité ; mais cette même laxité détermine la fluxion vers les parties
relâchées. Dans la goutte, on doit
toujours se proposer de porter la
fluxion vers les parties inférieures,
soit en les relâchant par la saignée,
soit en les stimulant par des sinapismes : j'ai observé que pour les
goutteux, les saignées de bras ont
été souvent funestes, et j'en citerai
un exemple frappant dans ma troisième partie.

On peut considérer dans l'économie le mouvement général, l'atmosphère animal comme ayant ses
pôles et des directions de mouvemens de la tête aux pieds. Ces mouvemens sont-ils troublés par des
fluxions, par des maladies, l'art
doit tenter de les rétablir ; or, la
saignée du pied, soit par la lan-
cette, soit par les sang-sues, donne

par la laxité qu'elle établit localement, la direction naturelle aux mouvemens qui doivent s'accomplir du haut en bas. C'est ce que font, mais d'une autre manière, les bains de pieds, les sinapismes.

La saignée du bras n'a pas dans le rhumatisme aigu les mêmes inconvéniens que dans la goutte, cette saignée peut être dans le rhumatisme aigu réitérée avec avantage : le siége du rhumatisme n'est pas aussi immédiatement dans les nerfs et sous l'enveloppe des nerfs que l'est la goutte ; son siége est plus dans la matière limphatique, plus dans les membranes qui n'appartiennent pas proprement aux nerfs.

Quelques médecins ont prescrit dans le rhumatisme des saignées si abondantes et si répétées, qu'on

en a vu faire tirer, et avec avantage, jusqu'à quinze livres de sang.
Je serois bien éloigné de donner un
pareil conseil, mais ces observations prouvent jusqu'à quel point
on peut pratiquer sans danger, et
même avec avantage, la saignée,
dans le rhumatisme : on n'en use-
roit pas de même dans la goutte
où une seule saignée du bras peut
devenir funeste.

La goutte n'a pas, comme le rhumatisme, un seul caractère local;
elle est d'une extrême mobilité; son
siége est dans toute l'enveloppe des
nerfs et à leur extrémité, tandis que
le siége du rhumatisme est seulement dans le tissu cellulaire, dans
les muscles, dans les vaisseaux
sanguins qui vont à quelques nerfs,
et dans les aponevroses.

Dans les maladies de poitrine qui

dépendent de l'inflammation de la partie convexe du foie , *Hippocrate* conseille la saignée des parties inférieures. Si dans cette circonstance on saigne du bras, le poumon, dit *Hippocrate* , aspire par les pertuis du diaphragme , le principe morbifique , et les malades saignés alors des parties supérieures périssent : c'est ce qui arrive à un très-grand nombre de goutteux chez lesquels la goutte enflamme la partie convexe du foie ; l'inflammation goutteuse se propage au poumon, et dans ce cas, la saignée du bras appelle et fixe le désordre dans le poumon : de là la mort.

Il y a des pays où l'on ne pratique jamais la saignée du bras. J'oserois assurer que si cette pratique s'établissoit en France, elle auroit sur la population l'influence

la

la plus salutaire ; mais la saignée du pied est quelquefois difficile, et ceux qui ne s'y sont pas spécialement exercés, ne veulent pas la pratiquer de peur de faire des piqûres inutiles.

La saignée au jarret a été recommandée par *Galien* dans le rhumatisme et la goutte sciatique ; il semble difficile d'expliquer la raison de cette saignée ; mais si l'on observe que c'est vers le jarret que le nerf sciatique est presque à découvert, et que c'est sur l'enveloppe du nerf, la plus relâchée, que se fait plus facilement une congestion sanguine ; et que là cette enveloppe est très-lâche, ce que démontre l'anatomie, on se rendra facilement raison pourquoi *Galien* a prescrit spécialement cette saignée dans le cas ci-dessus indiqué.

G

Les ventouses scarifiées appliquées sur la partie rhumatisée sont un remède très-efficace et très-fréquemment employé dans toute l'Allemagne ; on les réitère même à plusieurs fois : elles débarrassent les nerfs de la fluxion sanguine.

Les ventouses sèches, c'est-à-dire sans scarification, amènent au-dehors la fluxion rhumatismale ; il faut en user avec beaucoup de prudence aux parties supérieures, car on pourroit déterminer la goutte à s'y porter ou à s'y fixer. J'ai vu un goutteux attaqué d'un asthme convulsif, formidable depuis l'époque où on lui avoit appliqué sur la poitrine une ventouse sèche. Lorsque l'affection n'est que rhumatismale, on éprouve un grand soulagement des ventouses sèches appliquées sur la douleur. On les peut appliquer jusqu'à six fois. Il y a donc une grande distinction à établir entre la goutte et le rhumatisme, puisque quelques-uns des moyens qu'on peut employer quelquefois dans le rhumatisme, ne conviennent pas dans la goutte.

Les sangsues peuvent suppléer la saignée du pied ; elles ont dans la goutte un grand avantage, elles font l'effet de ventouses ; elles tirent peu de sang et de manière à ne pas affoiblir la puissance nerveuse. Souvent après leur application les pieds deviennent rouges, gonflés et la goutte abandonne les parties supérieures et vient se fixer aux pieds, c'est ce qu'il y a de plus desirable.

Dans le rhumatisme on applique les sangsues sur la partie affectée de rhumatisme, fût-il aux parties supérieures ; mais il n'en est pas de même dans la goutte. Je peux ici comparer ce qui se passe dans la goutte lorsqu'on saigne aux parties supérieures, à ce qui se passe chez les femmes lorsqu'on a l'imprudence de les saigner du bras à l'approche ou pendant leurs règles; elles se suppriment alors, ce qui cause des désordres dans l'économie, et plus grands chez les unes que chez les autres, tandis qu'en saignant du pied ou appliquant des sangsues sur les pieds avant et pendant les règles, on ne les trouble point et même on les excite quelquefois plus abondamment.

Souvent la goutte simule la pleurésie; si dans ce cas on saigne du bras, cette saignée devient funeste au malade, sur-tout lorsque le désordre est primitivement dans le foie, et que les expectorations sont jaunes et bilieuses.

Il y a des gouttes sanguines surtout dans la jeunesse et dans la vigueur de l'âge : *Galien* dit avoir guéri dans ce cas par la saignée pratiquée aux parties inférieures et largement, sur-tout au printems.

Quand la goutte est aux pieds avec un caractère inflammatoire, les sangsues appliquées sur la rougeur même produisent un grand soulagement.

Les vésicatoires ont un effet bien différent et dans la goutte et dans le rhumatisme. Dans le rhumatisme ils sont d'un effet étonnant ; dans celui appelé goutte sciatique, on les applique sur le dessus des pieds, et lorsque la vessie est formée et remplie d'eau, on donne issue à l'eau au moyen d'une pi-

qûre, et l'on n'excite point la suppuration ; ce remède enlève comme
par enchantement la douleur ; mais
si elle est encore sourde, on remet,
après que le premier est séché, un
second vésicatoire, c'est-à-dire après
six à huit jours, on le pique encore
et on le sèche comme la première
fois. Il y a des douleurs de sciatique qui exigent qu'on applique
aussi un vésicatoire au-dessous du
genou, à l'intérieur et au haut de
la jambe, et même sur la fesse,
dans le lieu de l'articulation de l'os
de la cuisse avec le bassin.

Cette manière d'appliquer les vésicatoires sans les faire suppurer, et
seulement pour obtenir une fluxion
séreuse, s'appelle vésicatoire vo-
lant. C'est à *Coutouni* qu'on doit
cette pratique pour remédier à la
sciatique ; elle guérit comme par

.enchantement : j'en pourrois citer un grand nombre d'observations.

La plupart des ulcères à la matrice dépendent d'un rhumatisme qui se porte sur ce viscère ; cette cruelle maladie commence ordinairement par une douleur de sciatique ; si à cette époque on applique un vésicatoire sur chaque pied, qu'on réitère jusqu'à trois, quatre et cinq fois cette application, qu'on vienne à l'application au jarret et au grand trocanther, et qu'en même tems on fasse dans la matrice une injection plutôt tonique et fortifiante qu'aqueuse, on s'oppose aux progrès de cette atroce maladie, on résout l'engorgement, et même lorsqu'il est déja assez avancé, on peut encore le résoudre.

Mais dans la goutte proprement dite, les vésicatoires conviennent peu ; ils ne résolvent pas le principe de la goutte ; son siége est dans l'enveloppe du nerf, mais dans l'enveloppe des nerfs les plus subtils, les plus fins, les vésicatoires ne font que déterminer la goutte à venir se porter où on les applique ; de sorte qu'il ne faut les appliquer que sur le dessus des pieds et se garder de vouloir provoquer une suppuration, parce que l'on pourroit voir survenir la gangrène.

Dans le cas où l'humeur goutteuse s'est portée sur la poitrine, si l'on emploie les vésicatoires sur le côté, on peut fixer la goutte sur la poitrine ; néanmoins dans les fluxions de poitrine, dans les catharres on applique avec avantage un vésicatoire sur la poitrine, mais on ne doit user qu'avec beaucoup de prudence de ce moyen, et avoir soin de le placer bien au-dessous des vraies côtes. Je pense que l'on met en général trop de légèreté dans l'application du vésicatoire à la poitrine, et très-souvent on le place trop haut.

Les sinapismes. Ils agissent en irritant, et par cette irritation provoquent vers la partie la fluxion de l'humeur goutteuse.

La levure de bierre, l'ail, le sel ammoniac, la farine de graine de moutarde et le sel marin sont mêlés ensemble et appliqués sous la plante des pieds ; alors ils rougissent, se gonflent par le principe de la goutte qui vient s'y porter.

Les raves, les radis, le raifort sauvage, les navets broyés en pulpe, le tout mêlé avec du lait et de la moutarde constituent un sinapisme plus doux : on peut même en former un lavement que l'on donne dans la sciatique.

La renoncule âcre choisie récente, mise en pulpe et appliquée sur les engorgemens articulaires qui menacent ankilose et aux genoux dans la sciatique, produit des vessies pleines de sérosités. Cette plante âcre résout les coagulations lymphatiques et articulaires ; conséquemment elle rend fluide la partie albumineuse.

Les pédiluves. On les emploie comme les sinapismes lorsque la goutte est errante et vague dans l'économie, pour l'amener vers les parties inférieures. On compose ces pédiluves de cinq à six pintes d'eau avec une pinte de vinaigre, une demi-livre de sel et six onces de moutarde.

Lorsque la goutte embarrasse un peu la tête, la poitrine ou le bas-ventre, on doit user de ces pédiluves pendant sept à huit jours matin et soir; le même bain peut servir deux à trois fois.

Pédiluves avec l'esprit de sel. On met de quatre à six onces d'esprit de sel dans six à huit pintes d'eau; c'est un remède dont un nommé *Goudrau* faisoit un secret; il vendoit un louis à trente--six liv. un remède dont la valeur n'est pas de trente sous; ce pédiluve a eu une certaine vogue pendant longtems, sur-tout chez les gens riches, parce qu'il avoit fréquemment soulagé le père du dernier duc d'Orléans dans ses accès de goutte; je l'ai trouvé très-efficace sur-tout dans la goutte des vieillards : ce remède débarrasse la tête lorsqu'elle est disposée à l'apoplexie ; il sollicite des urines abondantes.

Pédiluves avec le sublimé corrosif. On fait dissoudre un demi-gros de sublimé corrosif dans cinq à six pintes d'eau chaude ; ce pédiluve a été très-recommandé par le docteur *Barthez*, qui dit avoir par son moyen guéri beaucoup d'accès de goutte, ou l'avoir amenée aux pieds.

Pédiluves avec les cendres et le sel. Plusieurs médecins ont vanté ce remède et lui ont reconnu une grande utilité ; j'en suis d'autant moins étonné que des expériences modernes ont prouvé que par une immersion de parties animales dans une lessive alkaline, on rend ces

parties

parties plus sensibles à l'électricité métallique.

Bains de vapeurs aux pieds. On fait une décoction de feuilles, de fleurs et d'écorce de sureau ; ces vapeurs reçues un peu chaudes sur les pieds recouverts, produisent quelquefois des phlictaines salutaires qui guérissent la goutte. Un médecin des pays méridionaux, sujet à une goutte vague, en déterminoit les accès aux pieds par ce bain de vapeur. J'ai vu ce même bain produire des phlictaines pleines de sérosité ; on les piquoit, il s'en évacuoit une humeur âcre.

Applications sèches sur les pieds. La goutte étant le plus souvent une secrétion de sérosité saline que font les nerfs, les applications des desséchantes sont utiles lorsqu'elle gonfle extrêmement les pieds.

Un tas de bled dans lequel on met les pieds excessivement enflés par la goutte, a souvent soulagé la douleur excessive de la goutte. *Pline* rapporte que *Sextus Pompeius* fut soulagé de cette manière : j'ai employé ce moyen pour un fermier attaqué fréquemment de violens accès de goutte; le bled fut semé ensuite et produisit beaucoup de bled noir. Je fis cette expérience, parce qu'un homme digne de foi m'avoit assuré que du bled qui avoit été dans la main d'un phtisique accablé de sueur et au troisième degré de la phtisie, que ce bled, dis-je, avoit produit d'une manière étonnante beaucoup de bled carié.

Sel desséché, farine chaude. Ces absorbans de l'humidité goutteuse, appliqués dans la goutte froide, pâteuse, ont produit quelquefois la résolution des engorgemens goutteux récens.

Le chanvre appliqué sur les gonflemens goutteux, les a résolus, non-seulement par la chaleur qu'il procure, mais encore par sa qualité résolutive.

Feuilles de *frêne*, de *bouleau*, de *tilleul*. J'ai quelquefois fait envelopper les jambes et même les cuisses et le ventre de feuilles de frêne, de bouleau et de tilleul légèrement échauffées en un grand chaudron ; ensuite on met le malade en une baignoire sur un lit de ces feuilles, on le recouvre d'autres également un peu échauffées ; il en résulte une transpiration considérable qui guérit les accès les plus douloureux de la goutte. J'ai guéri par ce moyen des ulcères aux jambes, des gonflemens et infiltrations , effets de la goutte et d'un lait répandu.

Les feuilles de choux amorties au feu , appliquées sur les humeurs goutteuses , les résolvent en excitant une abondante transpiration ; on les applique aux pieds et aux genoux tuméfiés.

Un bain de calorique. On fait mettre un malade nud en une baignoire que l'on recouvre d'une couverture doublée en quatre ; on met dans ce bain une lampe à esprit-de-vin , on l'allume et la chaleur excite par tout le corps une transpiration très-efficace contre les affections rhumatismales et goutteuses.

Les bains d'eau tiède ne conviennent pas dans les maladies goutteuses et rhumatismales ; ces maladies dépendent d'une généra-

tion de vapeur aqueuse ; ces maladies, quoiqu'inflammatoires en apparence, participent de l'inflammation érysipélateuse , dans laquelle les applications aqueuses ne
conviennent pas. Ces maladies appartiennent à la lymphe plus qu'au
sang. Aussi a-t-on vu fréquemment
des malades affectés de rhumatisme et de goutte interne à la suite
de plusieurs bains, tomber en un
état qui de jour en jour s'empire ,
et enfin devient funeste. Il n'y
a qu'un petit nombre de circonstances où l'on puisse se permettre
de faire prendre une suite nom-
breuse de bains ; ils sont en général
nuisibles dans le rhumatisme et
dans la goutte.

Lorsqu'on ordonne des bains dans
le rhumatisme et dans la goutte, il
faut les ordonner plus chauds que

de coutume, et ne faire rester le malade qu'une demi-heure au plus dans le bain ; alors ces bains agissent par le latus de la chaleur plutôt que par leur aquosité, il ne faut donc pas perdre de vue que le rhumatisme et la goutte sont des générateurs d'aquosité ; il ne faut donc pas, aux personnes sujettes à la goutte, ordonner légèrement des bains d'eau tiède.

Bains de vapeur. Il n'en est pas des bains de vapeur comme des bains aqueux ; ces bains de vapeur augmentent l'insensible transpiration, sur-tout si les vapeurs sont chargées de quelques principes. Des eaux sulphureuses faites avec le soufre, le sel, la magnésie et un peu d'huile de succin, réduites en vapeur, appliquées sur la surface de l'économie, au moyen d'une boîte destinée à cet usage , produisent des sueurs très - utiles et propres à résoudre tous les engorgemens lymphatiques.

Un empirique nommé *Marteau* , mit ces bains en vogue à Paris, parce qu'il faisoit un secret des herbes qu'il mettoit dans l'eau presque bouillante dont il faisoit recevoir la vapeur ; c'étoient de la mauve, de la guimauve, de la pariétaire et de la centaurée.

Quant à l'appareil, on peut le rendre extrêmement simple ; un panier à chauffer du linge, entouré d'une couverture , sous lequel panier on met un vase rempli de cette eau et des herbes, suffit pour obtenir l'effet. Il faut être en médecine ingénieux pour appliquer sans dépense et sans appareil aux indigens ce qu'on administre aux riches avec une dépense et une somptuosité qui établit même leur confiance et leur persuade ce qu'ils sont enclins à croire, que la nature a pour eux des ressources et une prédilection spéciales.

En général on est dans l'erreur sur les bains dont usoient si fréquemment les anciens, c'étoient des bains d'étuve, c'étoient des bains de calorique plutôt que des bains aqueux, après lesquels ils se faisoient pétrir, masser toutes les articulations (1).

Les douches d'eau simple mais surtout celles d'eau sulfureuse, sont très-recommandables : d'un

---

(1) J'ai donné, sur les bains des Romains, plusieurs lettres très-étendues, et dont je me proposois de faire un ouvrage dans un journal intitulé la Clef du Cabinet, en l'an 8.

côté elles agissent par la percussion, par une fustigation aqueuse, par une espèce de massage sur toute l'habitude du corps, et d'un autre côté par l'application du calorique qui developpe le système sanguin et appelle à la surface la secrétion des capillaires. Le latus d'aquosité est ici le moins actif, ce qui fait une différence essentielle entre les bains simples et les douches. On sait quelles cures prodigieuses s'opèrent par les douches aux établissemens des sources d'eau sulphureuse : c'est là qu'on voit des prodiges de résolution de ces engorgemens aux articulations produits par la goutte, par le rhumatisme, par le virus écrouelleux, etc. etc.

L'eau en tombant dégage du calorique, et si elle tombe d'une hauteur de treize à quatorze pieds, et qu'elle soit dans le réservoir à trente degrés, la force de percussion en fait dégager le calorique combiné, avec une telle rapidité, qu'elle peut faire monter le thermomètre au bas de la chute, à cinquante degrés : l'on sent de quelle énergie doit être un pareil remède.

Le froid. La goutte développe quelquefois une si étonnante quantité de calorique dans une partie, qu'on est obligé de le soutirer au moyen de linges appliqués humides et froids. *Hippocrate* lui-même a conseillé ce moyen; il dit qu'il produit un engourdissement modéré, mais il faut, je le répète, que l'inflammation soit excessive; alors on a vu à la suite de ce moyen, les malades n'éprouver qu'une chaleur modérée, et se réveiller couverts d'une abondante transpiration.

Le froid rétablit le ressort des parties affoiblies : on a vu la goutte moins fréquente et les accès moins douloureux chez ceux qui se sont frottés les pieds et tout le corps avec de la neige, et j'ai moi-même employé avec avantage ce moyen pour des douleurs de goutte légères, mais néanmoins assez fréquentes aux pieds.

Mais l'application de ce froid ne doit être que momentanée : un médecin avoit conseillé empiriquement à un homme déja âgé de plus de quarante ans, et usé par ses excès, d'appliquer des linges imbibés d'eau glacée, sur les bourses ; il usoit fréquemment de ce moyen qui ranimoit sa vigueur ; mais sans doute par suite de la sympathie qu'il y a entre les parties naturelles et la trachée artère, cet

homme est péri d'une pthisie trachéale.

Les petites rivières froides et rapides dans lesquelles on met les
jambes qui se gonflent à raison du
ressort qu'a fait perdre la goutte,
l'ont redonné à ces parties.

Musa, médecin de l'empereur
Auguste, lui guérit, par ce moyen,
le gonflement de ses jambes. *Stra-
bon* dit qu'en mettant les pieds
dans l'eau rapide et froide du Cyd-
nus qui traverse la ville de *Tarse*,
on est à ce moyen guéri de la podagre. J'ai conseillé ce moyen à
un homme qui habite près des Py-
rénées; ses jambes qui étoient gonflées au point de l'obliger à porter
des bas de peau, ont été ramenées
à leur état naturel; mais quelque
tems après être sorti de ce bain,
j'ordonnois de faire suer les pieds

par

par les applications de feuilles é-
chauffées de frêne, de bouleau et
de tilleul.

Les frictions sèches faites sur tout
le corps, le matin et le soir, avec
la main enveloppée d'une flanelle,
et dirigée de haut en bas sans jamais remonter, sont un remède
qui, pratiqué habituellement pendant plusieurs années, a suffi seul
pour délivrer des accès d'une
goutte qui étoit très-violente.

Le massage ou le pétrissage des
membres est une compression sur
les articulations qui rétablit le
cours des fluides. Ce moyen est
très-usité en Orient, au sortir du
bain de vapeurs; et là sont presque inconnus et la goutte et le
rhumatisme. J'ai vu employer
avec un grand succès, dans les
engorgemens articulaires des en-

I

fans, ce massage ; je l'ai vu résoudre des articulations presque ankilosées après les douches et les bains de vapeurs.

Les fustigations avec des verges de roseau ou de bouleau sur des parties rhumatisées et endolorées, et ensuite l'application du sable chaud sur la partie engorgée par la fustigation fut un remède employé fréquemment dans l'antiquité. Selon *Suétone*, Auguste fut guéri par ce moyen d'une . extrême foiblesse dans la cuisse et la jambe droites, qui l'empêchoit de marcher et le faisoit boîter.

Topiques ou applications à l'extérieur. On ne doit point les négliger dans les affections rhumatismales et goutteuses. J'en vais offrir de très-efficaces. Les anciens , au sortir de leurs étuves, se faisoient frotter tout le corps avec des huiles aromatisées, et par ce moyen entretenoient leur santé et leur vigueur. Les modernes ont beaucoup trop négligé l'emploi des topiques qui ont souvent eu un effet étonnant, d'autres fois très-dangereux. Je vais donner des exemples des uns et des autres.

Ces topiques s'appliquent de différentes manières sur différentes parties, comme je vais l'indiquer ci-après.

Teinture de cantharides. C'est un très-puissant remède lorsqu'on l'emploie dans les affections rhumatismales profondes et invétérées. Dans une once et demie d'huile de ricin on ajoute un gros d'alkali volatil et deux gros de teinture de cantharides : on mêle le tout. J'ai employé ce remède pendant un mois sur un homme paralysé des extrémités inférieures. Je lui donnai à l'intérieur des sudorifiques et des purgatifs, et il recouvra complettement l'usage de ses jambes.

L'alkali volatil et l'huile animale. On met deux gros d'alkali volatil, un gros d'huile animale rectifiée, le tout incorporé avec trois onces d'huile d'olive. Ce liniment est très-recommandable au sortir d'un bain chaud. Le célèbre *Becker* faisoit un secret de ce remède contre le rhumatisme et la goutte froide. C'est un moyen très-efficace pour fortifier les articulations.

Camphre dans l'esprit de romarin. C'est un liniment très-vanté dans la Pharmacopée de Londres, et les Anglais en font un très-fréquent usage dans les affections rhuma-

tismales qui sont chez eux très-
fréquentes.

Camphre thérébentiné. On prend
deux onces d'esprit de thérébentine
très-rectifié, deux gros de camphre, un gros de sel de corne de
cerf et deux onces de savon noir.
Ce liniment a été en Angleterre
un grand secret, et ce médicament
se vendoit à très-haut prix; j'en
eus rapidement connoissance, lorsqu'un jour un homme chargé de
très-importantes affaires fut tout-
à-coup arrêté par un rhumatisme
violent, j'employai ce liniment auquel j'ajoutai de l'huile animale
de Dippel rectifiée et un grain de
phosphore dissous dans douze
gouttes d'huile essentielle de girofle. Ce remède appliqué sur tout
le corps qui en fut frotté, procura
un sommeil paisible et une grande

suéur, et le lendemain le malade se leva et entreprit un voyage pour un objet de la plus grande importance.

Application sur les testicules. J'ai déja exposé l'effet d'une application de linges froids sur les testicules , et j'ai dit que de ce moyen utile momentanément, mais dont on avoit abusé , j'avois vu résulter la phtisie trachéale ; mais du moyen que je vais indiquer, j'ai vu résulter au contraire un effet très-salutaire. Un homme qui étoit sujet à la goutte plusieurs fois l'avoit éprouvée dans les testicules : un jour elle s'y porta et fit craindre un sarcocèle. J'employai un liniment de pommade mercurielle pendant quelques jours , et ensuite je lui fis faire un liniment de liqueur d'Hoffmann, dans laquelle on dissout du baume du Pérou : par ce moyen ces parties ont repris leur ton, et l'usage qu'il fait de tems en tems de ce liniment a sensiblement amélioré sa santé.

Applications dangereuses. Si la médecine des topiques est quelquefois si salutaire, elle peut aussi devenir dangereuse. Il y a à cet égard une erreur populaire qu'il importe de détruire. Le vulgaire dit assez souvent : c'est un topique, ce remède n'entre pas dans le corps, on ne risque rien d'en user. On se trompe beaucoup, car c'est avec des topiques qu'on a produit quelquefois les plus funestes effets. J'en citerai ici quelques uns. Dans des douleurs effroyables de goutte, les anciens connoissoient un soulagement funeste, c'étoit un bain de pieds fait avec le vinaigre chaud.

Agrippa, dans un accès de douleur insoutenable, se résolut à ce remède sachant bien qu'il perdroit le mouvement et le sentiment des pieds ; ce qui lui arriva en effet.

Un mélange d'opium et de thériaque soulage quelquefois les douleurs atroces, mais après l'usage des narcotiques les pieds sont restés quelquefois sans sentiment. En général les narcotiques sont dangereux chez les goutteux.

L'huile de cire appliquée sur les pieds, pour calmer un violent accès de goutte dont un prince étoit attaqué, produisit en effet un soulagement subit, mais le prince perdit la faculté de marcher.

Application d'animaux récemment tués. On procure un grand soulagement en enveloppant les pieds affectés de violentes douleurs, avec des animaux tels que des lapins ouverts vivans, ou des pigeons. Ces animaux se putréfient rapidement et semblent soutirer le principe âcre et douloureux de la goutte et le réduire ou le résoudre. Il faut revenir plusieurs fois à ce moyen. Je fais envelopper les pieds dans l'intérieur de la peau d'un mouton récemment écorché, et il en résulte un grand soulagement.

Le fromage vieux sur les tufs goutteux les résout. C'est un des remèdes qu'a conseillés *Galien* contre ces amas de phosphate calcaire. *Le miel, la chaux vive* se mêlent ensemble; on les enveloppe dans du papier brouillard et on l'applique sur la partie engorgée. D'autres mêlent ensemble *de la poix et du soufre* et en font un emplâtre. C'est encore un remède conseillé par *Galien*, et qu'il conseilloit d'appliquer sur les reins et sur toutes les articulations qui avoient reçu des contusions.

Le moxa ou la brûlure sur les articulations, est un des plus puissans remèdes pour remédier à la sciatique et à la goutte ; et dans tout l'Orient on n'en connoît pas d'autre.

Les Chinois ont le corps couvert de petites brûlures, car pour la plus légère douleur et infirmité ils appliquent le moxa ; c'est un remède chez eux presque universel. Mais ce moxa des Chinois est de la grosseur d'une grosse plume à écrire et de la hauteur de quatre lignes : c'est un duvet semblable au coton renfermé dans un petit cylindre de papier.

La brûlure faite avec de petits tampons de lins étoit employée par *Hippocrate.*

En appliquant le moxa nous nous servons de coton roulé en forme de petit bouchon plus ou moins large, plus ou moins épais.

Le moxa fait les brûlures d'autant plus profondes que le coton est plus serré, parce que le charbon étant plus compact, brûle et cautérise plus profondément.

Ce moyen est un des plus énergiques que l'on connoisse pour chasser le rhumatisme, dissiper les engorgemens qui arrivent à la suite de la goutte, et pour résoudre les ankiloses.

Le moxa doit être appliqué dans la sciatique entre le gros et le second orteil du pied. On met encore trois ou quatre de ces moxa

le long du nerf sciatique et le plus
serré au-dessus du sacrum. Beaucoup de médecins ont assuré que la
sciatique ne reparoît jamais après
ce remède; j'en ai dissipé en effet
plusieurs par ce moyen. Mais ce
qu'il y a de plus délicat en ce genre
c'est l'application du moxa sur la
tête. Cette application a causé le
plus grand danger entre les mains
de *Haen*, parce qu'il employoit un
fer rouge à blanc qui cautérisoit
l'os et enflammoit la dure-mère.
J'ai employé un très-grand nombre
de fois le moxa sur la fontanelle
antérieure de la tête. Je l'ai employé jusques sur les enfans presque hydrocéphales et qui n'avoient
pas complettement atteint leur première année, sur ceux dont j'ai
jugé le cerveau d'une mollesse
funeste. Voici la précaution que

je

je prends, c'est d'appliquer un coton
très-peu serré et de faire une brûlure
légère. J'ai employé ce moyen dans
les fièvres qui paroissent dépendre
de la débilité du cerveau. J'en
ai fait sur moi-même l'expérience
dans une fièvre qui avoit un caractère de malignité et sur-tout de
débilité cérébrale, après de longs
travaux pour l'enseignement public.

Lorsque la goutte est à la tête,
le moxa appliqué sur la suture
sagittale près de la fontanelle,
chasse la goutte de cet organe et
la porte aux entrailles ou au moins
dans le bas-ventre ; j'en ai fait plusieurs fois l'observation ; de là on
peut l'amener aux pieds.

J'ai vu la goutte se développer
quelquefois pendant la grossesse et
se reporter à la tête : le moxa ap-

K

.pliqué sur la fontanelle antérieure de la tête a occasionné un accouchement prématuré , ce qui doit faire user avec circonspection de ce remède pendant la grossesse. Ces observations prouvent l'influence du cerveau sur la matrice.

J'ai employé le moxa très-souvent sur l'une et l'autre apophise mastoïde , le moxa étoit plus serré que sur la fontanelle antérieure ; j'ai dissipé par ce moyen des surdités produites chez les femmes par des affections laiteuses , et chez les hommes par des fluxions pituiteuses , catharrales ou humorales sur l'organe de l'ouie.

Sur les personnes craintives et douillettes on peut employer le moxa d'une manière qui n'alarme pas même les plus méticuleuses. On applique un morceau de drap sur la partie gonflée, et sur ce drap on fait brûler le moxa ; sous le drap il s'excite une transpiration et une chaleur, et lorsque cette chaleur va jusqu'à la brûlure, on retire le moxa ; on répète plusieurs fois le jour la même opération, et après l'avoir réitérée ainsi, il s'opère une résolution salutaire ; par ce moyen j'ai résolu plusieurs engorgemens articulaires assez considérables.

Beaume nerval. Comme le cerveau est l'origine des nerfs de l'économie et leur terminaison, j'ai cru qu'il falloit chez les goutteux fortifier le cerveau. Je fais frotter le front, les sutures du crâne, l'occiput avec ce beaume que je fais fondre avec partie égale de saindoux. Lorsque l'on fait constamment une friction de ce beaume, sur la tête, tous les jours pendant un mois, puis de trois jours l'un, j'en ai vu résulter pour la santé les plus heureux effets, et les malades m'ont assuré avoir eu depuis cette époque plus d'aptitude au travail qui exige de l'attention, et avoir recouvré la facilité de la mémoire.

Les errins ou sternutatoires. Si la goutte dépend d'une pituite, d'une sérosité aqueuse ou saline, qui, du cerveau où elle est secrétée, découle dans toutes les articulations en se vaporisant de plus en plus, si, dis-je, la goutte est l'effet de cette sérosité intimement secrétée dans l'enveloppe des nerfs, un des moyens de détourner cette fluxion des membranes, c'est de l'attirer sur la membrane pituitaire. Mais le tabac employé à cet effet est une plante stimulante, mais aussi narcotique, et quelquefois nuisible aux goutteux ; mais j'ai toujours trouvé que cette secrétion muqueuse étoit excitée avec un avantage sensible, et que le cerveau étoit fortifié par une poudre composée de *marjolaine*, de *thim* et d'*origan*, avec un peu de poudre de *cabaret* : je recommande l'usage de cette poudre aux goutteux.

Les scialogogues ou remèdes propres à exciter la secrétion de la salive sont également très-recommandables dans la goutte. Je conseille chaque matin de mâcher de la pirètre ou des grains de poivre : *l'usage de la pipe* dans laquelle on fume de la petite sauge, a rendu chez beaucoup d'hommes les accès de la goutte et plus rares, et plus modérés.

Les lavemens. On les emploie plus spécialement dans la goutte scia-

tique : on emploie des substances
âcres purgatives. Il est question
de détourner la fluxion qui se fait
sur l'enveloppe des nerfs, c'est ce
qu'opèrent les purgatifs âcres donnés en lavement. En appliquant
les vésicatoires sur les pieds on évacue cette sérosité superflue. En irritant les intestins, en excitant
des évacuations on opère le même
effet à-peu-près, mais peut-être
mieux par le premier des deux moyens, ce que démontre sur chaque
sujet l'observation, et elle donne
aux vésicatoires tout l'avantage et
sans inconvénient.

La teinture de coloquinte à dose
de demi-gros, donnée dans un lavement mucilagineux, en produisant de grandes évacuations a guéri
quelquefois la sciatique ; mais ces
remèdes violens sont rarement em-

.ployés par les médecins qui en ont vu résulter quelquefois des évacuations sanguinolentes. On ne doit les administrer qu'aux individus empâtés et pituiteux et encore avec précaution.

L'huile de lin. *Boërhaave*, dans la sciatique ordonnoit des lavemens d'huile de lin très-récente, et il assuroit en avoir retiré le plus grand avantage.

Des boissons. Elles doivent être, dans la goutte, délayantes, résolutives et non pas trop rafraîchissantes.

Comme la goutte fait souvent métastase vers l'estomac, les boissons aqueuses l'attirent quelquefois sur l'estomac, alors il faut se garder d'en donner aucune, car on exciteroit le vomissement jusqu'à la syncope ; j'ai vu le petit lait pris dans cette circonstance, donner frisson et des défaillances : ce petit lait ne. doit être donné que combiné avec des décoctions de sureau , de feuilles d'oranger , de salsepareille et de gayac.

Le petit lait coupé avec le vin de Champagne est un remède fréquemment mis en usage en Angleterre, un punch léger et très-recommandable.

Les diurétiques sont de puissans remèdes contre la goutte qui souvent fait crise par les urines. J'ai vu beaucoup de goutteux rendre par les urines, à la fin de leurs accès, une matière fétide, d'autres fois ils rendent cette matière séreuse et fétide par les selles, et cette matière est celle de l'urée, qui est un grand principe de putréfaction.

L'alkékenge est une espèce de solanum dont plusieurs médecins allemands ont beaucoup vanté l'usage dans la goutte ; on en prend six à huit fruits desséchés ; on les réduit en poudre, et quatre fois dans le mois on donne au malade cette poudre, et par dessus un verre d'une infusion aromatique quelconque avec quinze ou vingt gouttes d'huile de tartre par défaillance. Ce remède a fait rendre à des goutteux une matière puante qui sembloit être la cause de la goutte, et par cette attention pendant plusieurs années, les malades ont été préservés.

La pensée est une plante dont les Allemands viennent de vanter la décoction ou l'extrait comme propre à dissiper la gourme des enfans et les affections goutteuses ; elle agit également en donnant des urines fétides : on l'a conseillée comme préservative.

La douce-amère. On donne en décoction ses branches desséchées ,
à la dose d'une demi-once , dans
une pinte d'eau. On use tous les
mois de ce remède pendant sept
à huit jours. Il semble préserver
aussi.

La grande bardane a été vantée
par *Linné* contre la goutte, comme
propre à provoquer dans les urines
la secrétion d'une grande quantité
de matière calcaire. C'est pour cette
raison que *Linné* lui a donné le
nom de plante urinaire , *urinaria* :
on donne la racine à dose d'une
once en décoction, dans trois verres d'eau. Les graines renfermées
dans leurs capsules données à moitié moindre dose , ont paru tout
aussi recommandables. On peut
adopter un de ces préservatifs et
en essayer plusieurs, pour s'en te-

'nir à celui qui paroît le plus favorable.

Les bourgeons de sapin mis dans la bierre lorsqu'elle fermente , font de cette boisson , prise habituellement , un remède contre les affections dartreuses et contre la goutte. Ce remède s'appelle en Allemagne sapinette : j'ai vu un garçon brasseur, presque couvert d'une dartre vive, qui a été guéri par le seul usage de cette boisson. Un empirique a distribué à Paris un sirop contre la goutte et les dartres, composé avec les bourgeons de sapin de Russie.

Ces mêmes bourgeons de sapin mêlés à la douce-amère à dose de demi-gros en une pinte d'eau édulcorée avec du sucre, ont été donnés comme préservatif dans la goutte,

qui dépend d'une humeur réper-
cutée.

L'aconit nappel, la jusquiame
blanche, la ciguë récente ont été
grandement vantés contre ces maladies.

L'extrait d'aconit principalement
a été donné et continué pendant
des mois et même des années en-
tières à dose de deux grains par
jour ; ce remède employé aujour-
d'hui fréquemment , détermine ,
comme tous ceux de ce genre, l'insensible transpiration , et met la
partie coagulable de nos humeurs
dans un léger état de dissolution.
Ces remèdes et tous ceux de ce
genre appelés solanées sont d'un
grand effet lorsqu'ils sont maniés
par des mains habiles.

La douce-amère est celle de toutes
ces plantes , qu'on peut employer

avec

avec le moins d'inconvénient. *Boër-laave* en combinoit l'extrait avec la thériaque, et préféroit aux feuilles les tiges qui sont mois vireuses.

On prend deux gros de ces tiges : on augmente insensiblement jusqu'à deux onces qu'on fait bouillir dans quatre verres d'eau qu'on donne en quatre tems différens de la journée. Cette plante est très-recommandable pour les extravasations de sang dans l'économie ; je la crois utile spécialement dans la goutte qui se manifeste après des dartres.

J'ai donné cette plante avec la rue et les bourgeons de sapin en lavement dans tous les cas d'engorgemens lymphatiques, d'obstructions à la matrice, et lorsque j'ai craint les ulcérations cancéreuses ou les squirres de cette partie. J'en

L

ai fait également usage dans les cas de goutte portée sur la poitrine.

Les purgatifs. Ce sont en général les meilleurs moyens d'éloigner et d'altérer les accès de cette maladie; mais il faut les donner avec art.

Un gros de séné, au plus deux gros, avec deux gros de sel de Glauber, bouillis dans trois petites jattes de bouillon d'herbes, et pris pendant deux jours à chaque déclin de lune, et cette époque n'est pas assignée en vain, m'ont paru et le plus simple et le meilleur des préservatifs.

Ce remède excite doucement une fluxion séreuse par le canal intestinal, ce qui altère une partie du principe de la goutte et l'évacue.

J'ose assurer, d'après une longue expérience, que les goutteux qui sont fidèles chaque mois à ce petit laxatif, n'ont que des accès de goutte très-modérés; je pourrois citer ici des exemples nombreux, et plusieurs entre autres d'hommes célèbres et voués à des occupations d'état, qui étoient dans l'année attaqués de plusieurs accès de goutte qui les forçoient à garder le lit ou au moins leur chambre, et qui, depuis cet usage, n'ont pas interrompu leurs occupations publiques et privées, internes et externes.

Ce moyen très-simple donne une détermination à la matière goutteuse vers le canal intestinal; et j'ai quelquefois observé qu'à l'époque où les malades devoient prendre le laxatif dont ils faisoient usage depuis plusieurs années, la nature leur donnoit spontanément un petit dévoiement d'une matière grise qui semble être l'urée, ce qui les dispensoit dans ce mois de prendre le purgatif.

Mais lorsque l'accès de la goutte commence, alors il faut donner un purgatif énergique et même un drastique, et ensuite le quinquina, comme on le verra ci-après ; par ce moyen on force la nature à déterminer la fluxion et de l'humeur goutteuse, et de la pituite, qui vouloit se porter aux articulations, vers le canal intestinal.

Le diagrède est un purgatif des sérosités, mais on l'unit aux aromates, au girofle, au gingembre et même aux narcotiques; mais ces purgatifs âcres me paroissent trop énergiques pour les employer tous les mois, et s'ils pouvoient convenir, ce ne seroit que dans les gouttes froides, pâteuses et pituiteuses.

La gomme-résine de gayac donnée à un scrupule dissoute dans un jaune d'œuf avec cinq grains de sel volatil de corne de cerf et trois onces d'eau, est un purgatif et un altérant que *Pringle* donnoit le soir pendant plusieurs jours dans les affections goutteuses et rhumatismales. Ce remède a eu très-longtems une grande vogue ; mais les meilleurs remèdes perdent bientôt de leur prix quand la science et le savoir viennent à leur manquer.

Les âcres dont on fait une classe particulière, sont des remèdes qui peuvent avoir de grands effets sur l'économie, et l'empirisme en a fait malheureusement trop usage ; l'art a fait avec eux une foule de savantes combinaisons et en a su tirer un grand parti contre les maladies chroniques. Dans le rhuma-

tisme et dans la goutte, la partie
coagulable du sang a un penchant
à se séparer de la partie rouge, et
les âcres tiennent en dissolution
cette partie coagulable ; ce qui les
rend des remèdes très-précieux dans
tous les cas de coagulation lymphatique ; mais ils ont un grand
inconvénient, c'est qu'ils sont tellement irritans et décomposans l'é-
conomie, qu'ils deviennent dans
des mains empiriques, victorieux
ou funestes, point de milieu : c'est
la classe de remèdes dont usent le
plus les charlatans ; ils ne conviennent que dans les gouttes froides,
muqueuses, pâteuses, et il n'appartient qu'à un médecin expérimenté d'en faire un heureux usage
et un salutaire mélange. Ce sont
des caustiques, des dissolvans de
la lymphe.

Nous avons déja vu qu'un de ces âcres en topique, la renoncule âcre, dont la pulpe est appliquée à l'extérieur, résout même les ankiloses et le rhumatisme sciatique.

La coloquinte est du même genre, infusée dans de l'esprit-de-vin elle a été donnée à dix, douze gouttes dans un verre d'eau froide, chaque matin et pendant longtems. Un médecin expérimenté dit en avoir eu de grands succès : c'est un remède que les empiriques donnent avec audace dans les gonorrhées : il n'y a qu'un médecin habile qui puisse employer ces remèdes dans des cas désespérés.

La clématite, appelée l'herbe aux gueux, parce qu'ils s'en frottent pour gonfler leurs membres et y exciter des ulcères, est une plante dont on a osé donner l'infusion de quelques feuilles contre la goutte. Je n'expose ici ces remèdes que parce qu'ils ont eu un tems de vogue.

Mais il est des âcres beaucoup plus doux et dont on peut mieux se permettre l'usage ; remèdes également dissolvans cette partie coenneuse du sang.

S'ils sont desséchés et légèrement torréfiés, puis mêlés au soufre, à un peu d'opium et à des aromates, ce sont de puissans remèdes qui excitent et augmentent la transpiration insensible. On a fait de ces combinaisons différentes avec le *pareira-brava*, le *poligala* de Virginie, la racine d'*aristoloche* ; ces remèdes maniés et combinés par un médecin, ont été d'un grand secours pour changer le mode morbifique de l'économie.

Les amers sont des remèdes qui , de toute antiquité ont été recommandés dans la goutte ; les anciens ordonnoient une poudre composée d'un grand nombre de plantes amères ; cette poudre a été renouvelée sous le nom de *poudre du duc de Portland* ; elle est encore connue sous 1 · nom de poudre arthritique amère.

On a simplifié ce remède en mettant infuser une onc. de racine de gentiane dans une pinte de vin blanc avec deux gros d'alkali fixe végétal. On donne tous les jours deux à trois cuillerées de ce remède ; c'est un préservatif contre la goutte si on en use pendant plusieurs années.

Le trèfle des marais ; le bois amer de Surinam , *la drogue amère* des Indiens, qui est une infusion dans

l'eau-de-vie, de résines amères ;
l'*élixir suédois* qui depuis a été connu sous le nom de baume de liè-
vre ; tous ces amers ont été très-
vantés contre la goutte.

Mais d'après l'observation de
quelques médecins, et principalement de celle de *Cullen* en particulier, il est mis hors de doute
aujourd'hui que l'usage trop longtems continué des amers, à quelque chose de sédatif et de narcotique : on a observé qu'ils assoupis-
sent la goutte sans la détruire, et
que dans quelques circonstances et
en un tems plus ou moins long,
la maladie produit l'apoplexie chez
les uns, la paralysie chez les autres, enfin quelquefois la folie. Il
est donc plus sage dans la goutte
et le rhumatisme d'employer les
diurétiques, les évacuans, les atté-

rans, les diaphorétiques, les réso-
lutifs, afin d'altérer le principe de
cette maladie, et ensuite de l'évacuer par les différens émonctoires.

Les aromates ont été recommandés et prescrits quelquefois comme
préservatifs de la goutte ; ils conviennent très-bien dans les gouttes vagues qui dépendent spécialement de l'état de l'estomac ; ils
portent à l'insensible transpiration,
et comme fortifians, ils sont généralement recommandables.

La conserve de romarin à dose de
demi-once dans une pinte de vin
du Rhin, dont on prend deux cuillerées par jour, est un remède
spécialement recommandé par *Boërhaave.*

*L'extrait d'aunée, d'angélique et
de genièvre* mêlés ensemble et donnés chaque soir à deux gros, a été

en Allemagne le remède d'un empirique.

La sauge, la lavande et le romarin
à dose d'une forte pincée, bouillis
dans un verre de lait chaque matin,
ont été recommandés par un médecin qui s'étoit occupé de la re-
cherche d'un préservatif contre la
goutte.

Le gingembre est une racine aromatique qui vient d'être nouvellement prônée en Angleterre, comme
propre à porter la goutte aux extrémités; on la vante avec un en-
thousiasme qui n'appartient qu'à
l'empirisme : la muscade et le girofle n'en feroient pas moins.

Les uns ont prescrit le gingembre bouilli dans le lait, les autres
le donnent en infusion dans l'eau.
Ce remède, comme tous les aromates, fortifie l'estomac et chasse

la

la goutte aux extrémités ; il est vanté comme un spécifique ; il me paroît ne pas l'être davantage que le thim.

Le serpolet, la racine de benoite et *tous nos aromates* sont des remèdes dont les goutteux se trouvent fort bien lorsqu'ils font usage d'un d'eux régulièrement chaque matin pendant plusieurs années.

Je ferai, relativement aux aromates, une observation ; c'est que les habitans du Nord sont portés par leur nature à préférer les aromates de l'Inde et de l'Asie à ceux qui croissent naturellement chez eux : il est certain que ces derniers favorisent moins leur transpiration insensible que les premiers.

Le poivre de Guinée ou le piment desséché à dose de quinze à vingt grains, avec une cuillerée d'esprit-

de-vin rectifié et le suc de deux ci-
trons, est un remède qu'emploient
les sauvages pour se faire transpi-
rer dans leurs accès de rhumatisme.

*L'huile essentielle de menthe poi-
vrée* a été donnée à la dose de cinq,
six à huit gouttes dans une cuillerée d'eau avec du sucre, dans le
cas où la goutte produit des défaillances mortelles : c'est un précieux
remède dans cette circonstance.

Le musc a été prescrit à dose de
quatre à cinq grains, jusqu'à quatre
fois par jour, par *Cullen*, dans le
cas où la goutte menace de détruire
la vie par son siége à l'intérieur,
soit sur l'estomac, soit sur la poitrine : il faut en user pendant plusieurs jours.

Le castoreum a été substitué au
musc : on le donne à demi-gros, jusqu'à trois et quatre fois par jour.

Ces deux sortes de remèdes ont quelque chose de sédatif, de calmant, et en même tems ils portent singulièrement à la peau et surtout à la transpiration des glandes des parties naturelles.

L'assa-fœtida broyé dans l'eau, a été, également très-recommandé par *Cullen*, dans la goutte qui porte au poumon, à la tête ou à l'estomac; on peut donner trois à quatre gros par jour d'assa-fœtida, et on en aide l'action perspirable et diaphorétique par quelques gouttes d'alkali volatil. *Cullen* paroît avoir spécialement fait choix de ce remède dans la goutte qui porte à l'intérieur; car parmi la foule effrayante de remèdes, un médecin n'en choisit ordinairement qu'un certain nombre, mais il doit les connoître tous pour ne pas s'en laisser imposer par ce qu'on lui propose sans cesse de différent de ce qu'il ordonne.

La valériane a été donnée à même intention que ces autres remèdes, mais à grande dose dans les accès de la goutte qui porte sur le cerveau. Nous avons indiqué ailleurs le moxa comme un remède plus puissant, avec lequel nous l'avons chassée de cette importante partie.

Le camphre est un remède employé fréquemment avec succès en Angleterre, à l'intérieur et à l'extérieur contre l'accès de la goutte.

On fait à Londres une combinaison de *camphre*, d'*éther*, de *musc* et d'*assa-fœtida*, qu'on donne à l'intérieur. On a voulu faire de ce remède un secret pour y donner plus de valeur : il peut être bon quand la goutte menace de suffocation. On essaie en ce moment des lavemens de camphre à l'Hôtel-Dieu de Paris et on dit en obtenir des effets étonnans contre les fièvres putrides et nerveuses ; c'est à l'expérience réitérée à confirmer les espérances que donne sur ce remède mon collègue le professeur *Bourdier*.

Le rob de sureau a été donné à deux ou trois onces par jour, dans les accès de goutte qui portent à l'intérieur, et de grands médecins ont vanté ce remède comme un diaphorétique très-puissant et très-doux. Je l'ai donné avec succès contre la goutte dans la poitrine, et j'y ai joint le nitre à deux gros : on divise le tout en trois doses qu'on donne à six heures de distance l'une de l'autre, jusqu'à ce qu'il survienne des sueurs qui soulagent et même dissipent le paroxisme.

M 3

L'alkali volatil est un des plus précieux remèdes que possède la médecine : par sa volatilité il est très-diaphorétique : par ses princi-pes constituans c'est un des remè-des le plus propres à augmenter la vie dans l'économie et à en diri-ger, par sa perspirabilité, les mou-vemens du dedans au dehors ; il opère sans trouble, en raison de son analogie avec cette même éco-nomie : il lui redonne l'azote qui est un de ses premiers principes constituans ; et si dans la goutte il est presque démontré qu'il s'échap-pe un acide volatil qui réagit sur l'albumine pour la concréfier, sous ce rapport, l'alkali volatil est un des remèdes qui s'opposent le plus chimiquement à toute coagulation. Quelques médecins qui en ont eu le plus grand succès dans leur pra-

tique, ont employé principalement
ce remède : presque jamais il n'a
présenté d'inconvénient, et presque
toujours il a été très-utile, sur-tout
chez les femmes, chez les enfans
et chez les vieillards. On a fait une
foule immense de combinaisons de
ce remède, et il donne à tous les
autres médicamens des ailes pour
traverser et purifier rapidement l'é-
conomie; j'en fais un fréquent usage.

On le donne à dose de dix, douze
et jusqu'à vingt gouttes, deux, trois
fois par jour dans un véhicule, tel
qu'un verre d'eau froide. Mais on
doit faire encore une grande différence entre celui qui est tiré du sel
ammoniac par l'intermède de la
chaux, et l'alkali volatil huileux
qu'on obtient des matières animales mises dans une cornue : ce dernier a beaucoup plus de puissance

pour augmenter la vie et animaliser l'économie lorsqu'elle se décompose. Cet alkali volatil devient plus doux encore lorsqu'on le prend à l'état de sel concret tiré des matières animales et purifié. On peut le rendre plus doux encore et un peu moins volatil en le combinant à de doux acides végétaux ; alors c'est un sel neutre analogue à l'économie. Ainsi dans les maladies putrides, c'est un grand remède que dix à douze grains d'alkali volatil concret, mêlés à une demi-once de suc de citron ; on répète ce remède deux ou trois fois par jour. On a combiné encore ce remède avec le camphre, l'assa-fœtida, les aromates, les acides végétaux et toutes les substances gommo-résineuses. Enfin c'est un remède qui, manié habilement par un médecin , peut devenir une de ses armes les plus puissantes contre les maladies , et sur-tout contre toutes les maladies chroniques dans lesquelles il y a stase , épaississement et coagulation. C'est le remède le plus propre à augmenter la transpiration insensible ; on le joint encore avec le plus grand avantage au soufre et aux huiles essentielles.

. *Le soufre*, sous toutes sortes d'états, a été donné avec avantage dans la goutte. On donne pendant longtems le soufre à dose d'un demi-gros par jour ; il paroît être sous cette forme, très-restaurant, et passer par l'insensible transpiration. Le célèbre médecin *Blumenbach* dit qu'il a vu une infusion de soufre guérir des gouttes invétérées. *Willis* faisoit un secret du

soufre qu'il mêloit à l'alkali volatil : il donnoit ce rémède comme un
des plus grands préservatifs de la
goutte. Un bain de vapeur avec
une décoction de foin dans laquelle
on ajoute du soufre, soulage singulièrement.

Les eaux sulphureuses de Barrège
avoient paru à *Dessault*, dans son
Traité sur la goutte, le rémède le
plus propre à la guérir complettement ; et il rapporte une foule d'observations qui démontrent toute la
puissance de ces eaux sulphureuses.

On peut faire des eaux artificiel-
les sulphureuses pour les donner à
l'intérieur ; mais alors il faut mêler
le soufre avec les terres absorbantes
ou la magnésie, et faire un foie de
soufre terreux, tel qu'il existe dans
les eaux de Barrège ; ce rémède,
pris à l'intérieur, à dose de deux,

trois verres chaque matin , est bal-
samique, convient sur la fin des
accès de goutte qui ont duré longtems. Cette eau , qui ne contient
qu'une vapeur sulphureuse , provoque sensiblement les urines. J'ai
donné encore ce remède à la suite
des gonorrhées qui ont laissé des
embarras dans le canal de l'urètre ,
dans les catarrhes de la vessie :
mais si l'on emploie les alkalis en
place de terre absorbante ou de magnésie, on donne un remède âcre ,
irritant , dont l'économie ne peut
s'accommoder. L'on commet cette
faute dans la plupart des eaux sulphureuses qu'on fabrique et qu'on
donne à l'intérieur ; mais celles
fabriquées comme je l'indique sont
douces , savonneuses et balsami-
ques. J'ai publié dans la Gazette
de santé , l'art de faire artificiel-

lement ces eaux sulphureuses : elles
ne peuvent être fabriquées que dans
des ballons de verre ou des vases
de porcelaine.

On fait un mélange d'une demi-
once de fleur de soufre avec deux
gros de magnésie et six gouttes de
teinture de succin ; on jette une
pincée de ce mélange dans l'eau
qui est dans ce ballon ; on la fait
bouillir, et à peine l'ébullition a
duré une minute que l'eau est faite ;
le soufre uni à la magnésie se précipite : il ne reste dans l'eau qu'une
vapeur hépatique, ce qui suffit pour
lui donner toute son efficacité. On
la doit fabriquer ou dans la porcelaine, ou dans le verre, autrement
le foie du soufre dissolveroit la
couverte des autres vases qui est
ordinairement de plomb, ce qui
deviendroit un poison.

La

La fleur de soufre prise à demi-gros, même à un gros, le soir, dans du lait chaud, est un remède que *Grant*, en Angleterre, recommande. Ce remède tient le ventre libre, dissipe les acides et les flatuosités de l'estomac. D'autres fois il donne trente grains de soufre avec un gros de magnésie, et continue pendant quelque tems ce remède pour entretenir également la liberté du ventre.

Le soufre uni aux métaux, les rend de grands remèdes ; il fait la valeur du kermès, et des éthiops mercuriel et martial.

Le foie de soufre, en dissolution dans deux parties d'huile essentielle de thérébentine, avec une partie d'huile de genièvre, et quelques gouttes d'huile animale rectifiée, est un remède empirique

N

dont on fait mystère à Paris, et qu'on vend fort cher. Le Journal de Médecine, en 1788, a révélé la composition de ce soi-disant grand secret, qui a, comme on le voit, beaucoup de rapport avec celui de *Willis* ; mais l'on doit appercevoir, à sa, seule composition, que c'est un très-grand diaphorétique, et que c'est un de ces remèdes, ou qui soulagent subitement, ou qui tuent, conséquemment que c'est une arme qui ne doit pas être indifféremment entre les mains de tout le monde, et dont il ne faut pas faire usage dans tous les cas et dans toutes les circonstances, comme le disent toujours les empiriques.

Le soufre combiné au *sel volatil de succin* et au *sel volatil de vipère*, a été un secret qui rentre dans la classe de tous ceux que nous décrivons ici.

L'éther, ou seul ou uni aux huiles essentielles, a été donné comme un grand remède dans la goutte. M. *Durande*, à Dijon, avoit recommandé leur mélange contre les obstructions au foie et les pierres dans la vésicule du fiel ; je le crois un des plus puissans de la médecine pour changer et modifier l'économie, et sur-tout pour remédier à une goutte qui dépend de la foiblesse capitale du foie ; mais il demande à être préparé avec soin ; il est dégoûtant et très-irritant quand le mélange n'est pas bien fait : l'huile essentielle de thérébentine doit être parfaitement rectifiée, ainsi que l'éther ; et alors le mélange est parfait. On commence par préparer son malade à l'usage de son remède, par trois ou quatre bains, à la suite desquels on fait quelques frictions sur toute la peau. Voici la manière de donner ce remède : on dissout un jaune d'œuf broyé avec beaucoup de sucre dans trois cuillerées d'eau; on ajoute de quarante à cinquante gouttes du mélange, ou d'éther pur, et l'on avale le remède : un instant après on prend quelques cuillerées d'eau sucrée chaude. Ce remède, qui semble devoir être irritant, finit par procurer de tems en tems des fontes de bile; il donne au foie plus de ton et plus d'énergie; on en a retiré un grand avantage dans le rhumatisme, dans la goutte chronique et dans les obstructions. Ce remède se combine à la partie huileuse de la bile. D'autres n'ont employé que la *liqueur minérale* anodine *d'Hoffman*. On augmente la dose de ce mélange ou de l'éther jusqu'à une cuillerée à café. J'ai rétabli, par l'usage de ce remède, plusieurs personnes qui étoient dans un état déplorable, par suite de la foiblesse de leur foie, lequel, en raison de cette même foiblesse, se-crétoit une bile âcre et excessivement abondante. Je crois que ce remède par sa nature hydrogénique, a la plus grande affinité avec la bile, et qu'en raison de cette affinité, il résout les concrétions de la bile, et redonne à tout le foie une vigueur et une énergie qu'il avoit perdues, et que même naturellement il n'avoit pas.

Les minéraux sont une classe de remèdes qu'on a également administrés dans la goutte ; et *Dessault* regardoit comme un remède pré-

N 3.

servatif et capital , l'éthiops martial uni à la canelle. On joint même
cet éthiops martial avec une quantité double de soufre avec des fleurs
martiales de sel ammoniac et avec
l'éther. On fait encore des combinaisons ultérieures du mars, du fer
avec les teintures amères résineu-
ses, telles qu'elles sont dans l'élixir
suédois; on mèle le tout avec le
syrop des cinq racines, et l'on donne
chaque jour une petite dose de ces
préparations martiales. C'est le genre de préservatifs qu'avoit adopté
contre la goutte *Dumoulin*, qui fut
de son tems le plus célèbre praticien à Paris. Ce remède continué à
petite dose et pendant très-longtems
fortifie insensiblement les digestions
et toute l'économie. Les *martiaux*
ou *ferrugineux*, sont de tous les
minéraux ceux qui répugnent le

moins à l'économie ; néanmoins, comme tous les minéraux, ils portent à la transpiration insensible, parce que les minéraux n'ayant pas d'analogie avec les animaux, lorsqu'ils sont introduits dans l'économie, ils la traversent, ils entraînent par l'insensible transpiration les hétérogènes ; et cela s'opère d'autant plus facilement que l'on joint à ces minéraux des remèdes qui les volatilisent et leur donnent des ailes pour traverser l'économie. En général les minéraux agissent dans l'économie par une sorte d'attraction absolument opposée à la force vitale, qui est une force d'expansion, et par cette force opposée ils combattent les forces vives de l'économie, dont ils sont expulsés par ces même forces vives.

Le mercure a été donné et dans l'économie, et à sa surface, et sous toutes les formes, contre les affections goutteuses et rhumatisantes. On a même donné des pédiluves avec le sublimé : nous en avons parlé précédemment.

Le mercure doux, à dose de cinq grains et même jusqu'à sept et huit, mêlé à un grain d'opium, est le remède favori d'un médecin célèbre de Londres, contre la goutte, et sur-tout contre le rhumatisme : il continue l'usage de ce remède, jusqu'à ce qu'il excite un peu de salivation, et il guérit ainsi les rhumatismes les plus opiniâtres. Un autre médecin célèbre fait donner des frictions d'onguent mercuriel dans le rhumatisme opiniâtre des matelots, ainsi que dans le rhumatisme des ouvriers qui travaillent le plomb. Pour moi, je crois que dans les engorgemens de la goutte aux articulations du genou, des frictions mercurielles pourroient être quelquefois utiles.

Des expériences réitérées m'ont montré que dans les sciatiques une friction d'une demi-once d'onguent mercuriel, sur tout le trajet du nerf sciatique, soulage du jour au lendemain ; mais il reste un sentiment de pesanteur; la sensibilité est un peu éteinte dans toute l'extrémité ; mais cela se dissipe en peu de jours.

L'éther mercuriel et martial avec la résine de gayac dissoute avec l'alkali volatil concret, a été un secret lucratif à son auteur en Angleterre.

Les mélanges de remèdes sont en général très-précieux, parce qu'à ce moyen les remèdes se décomposent les uns par les autres, et dans ces décompositions ils donnent plus facilement à l'économie les principes propres à la modifier.

L'art de la cuisine n'est lui-même que l'art de mêler ensemble plusieurs substances, pour qu'elles se décomposent les unes par les autres, et fournissent plus rapidement à l'économie des principes qui la modifient avec d'autant plus de rapidité, qu'ils sont plus divisés, plus atténués.

Les antimoniaux ont de tout tems été regardés comme des remèdes très-précieux. L'antimoine a été prescrit sous toutes sortes de formes, et une des raisons qui avoient attaché les chimistes à cette substance, c'est qu'ils croyoient avoir trouvé en elle le principe colorant de l'or, et spécialement dans célui de Hongrie, qui véritablement est plus propre qu'un autre aux opérations alchimiques.

L'antimoine cru constitue les tablettes antimoniales de *Kunchel*. Ce remède pris tous les jours immédiatement avant les repas, à dose de trois, quatre à cinq grains, a dissipé des affections rhumatismales et goutteuses qui s'étoient transformées en dartres, et j'ai plusieurs observations de l'efficacité de ce remède ; mais on en doit faire usage pendant très-longtems, au moins pendant une année ; alors ce remède, à la longue, modifie l'économie d'une manière absolument insensible, mais réelle, puisqu'il détruit l'affection rhumatismale et dartreuse.

Si le fer pur et en limaille donné

à l'intérieur, et pendant longtems, agit très-sensiblement dans l'économie, il n'y a pas de doute que les autres substances métalliques y aient une action, mais plus ou moins marquée; et cette action de différens métaux, et même de différentes préparations du même métal, se porte sur différens systêmes.

La chaux d'antimoine que quelques-uns ont voulu regarder comme un remède inèrte, n'est pas sans action dans l'économie; on l'appelle *antimoine diaphorétique*, parce qu'en effet, prise pendant plusieurs jours à de légères doses, elle augmente la transpiration, mais d'une manière, il est vrai, trés-peu sensible.

Le kermès minéral, qui est ce même antimoine uni à l'alkali, est un remède dont l'action est plus rapide

et

et plus sensible que celle de l'antimoine diaphorétique ; mais on a
voulu faire ce kermès par la voie
sèche , avec les alkalis ; alors c'est
un remède que l'expérience m'a
démontré très-âcre , et quelquefois
aussi dangereux à l'économie , que
le kermès fait par la voie humide
lui est utile.

Un prince allemand , très-sujet
à de violens accès de goutte , me
raconta un jour qu'il s'en délivroit
du jour au lendemain en prenant
douze grains de kermès minéral ,
en quatre doses différentes , dans
une potion huileuse. Je lui annon-
çai que lorsque ce remède ne l'é-
vacuéroit pas comme il avoit coutume de faire , il périroit suffoqué
par l'effet de sa violente irritation.
Ce que j'avois prédit arriva malheureusement à peu de tems de là ,

O

il prit le remède qui ne l'évacua pas, la goutte remonta dans la poitrine, à l'estomac, dans la tête et il périt suffoqué.

L'émétique ou *tartre stibié* a été donné quelquefois contre la goutte; mais il faut être très-prudent lors de l'accès, et moins sur les vomitifs que sur la nature des vomitifs. J'ai vu l'émétique imprudemment administré dans un accès de goutte, la fixer, la porter sur l'estomac avec des caractères alarmans, tandis que l'hipécacuanha, administré dans l'accès de cette maladie, très-souvent a soulagé. Une dame qui avoit eu plusieurs attaques de goutte bien manifeste, portoit depuis quinze mois une tumeur goutteuse au genou ; elle y ressentit des douleurs ; je lui fis prendre l'hipécacuanha pendant plusieurs jours dé suite et le matin ; elle vomit de plus en plus des glaires , et la tumeur fut parfaitement résolue en peu de jours. J'observai, comme je l'avois déja observé chez les enfans dans la coqueluche , que le troisième et quatrième jour elle rendit une bien plus grande abondance de glaires que la première fois.

Les Anglais , chez lesquels la goutte est fréquente , vu leur climat dans lequel la transpiration est souvent supprimée , combinent le tartre stibié avec des absorbans , des yeux d'écrevisses : alors la qualité vomitive est altérée ; alors l'émétique agit moins sur l'estomac , alors il porte plus à la transpiration insensible et devient diaphorétique. Si l'émétique est mêlé à l'opium alors il n'est plus émétique, mais il porte uniquement à la transpiration insensible. Les Anglais font un usage presque immodéré dans la goutte et dans beaucoup d'autres maladies, de ces combinaisons antimoniales, et l'esprit mercantile qui malheureusement s'est introduit quelquefois dans les sciences, fait un secret, chez ce peuple, de ces combinaisons que la science découvre bientôt quand elle le veut. Mais la médecine très-active employé dans ce climat, convient moins en France : cependant il faut avouer qu'en France la médecine s'est trop peu attachée à des combinaisons de remèdes, et ces combinaisons de remèdes ont certainement de grands avantages pour modifier l'économie. L'émétique uni à la terre absorbante, est le secret des poudres de *James*, dont les Anglais ont fait longtems un usage presque immodéré , et qu'ils ont cherché à vendre à toute l'Europe. L'hipécacuanha mêlé à l'opium, est le secret de la poudre de *Dovart. Fotthergill* a mêlé le vin stibié avec le laudanum. On mêle à Londres, le sublimé avec l'opium, et on le donne avec des eaux aromatiques. *Vogell*, en Allemagne , mêle le vin stibié avec les extraits de jusquiame et d'aconit; d'autres ont mêlé le kermès avec l'extrait de scille, avec le sel volatil animal et la teinture de gayac et l'opium. De pareils remèdes administrés à propos dans l'économie , ont une grande puissance et doivent la modifier avec rapidité.

Le muriate de baryte a été prescrit avec avantage dans les affections écrouelleuses des enfans. On en dissout trente-six grains dans une pinte d'eau. J'en ai donné trois cuillerées par jour dans la goutte, ce qui a produit des sueurs qui ont rendu l'accès de très-courte durée.

· *Le charbon animal* est un remède très-fondant dans la goutte. La briéveté de ce petit ouvrage, qui n'est qu'un indicateur de moyens, m'empêche de donner à cet égard tous les détails et renseignemens que je desirerois exposer sur chacun des remèdes que j'indique. Quant au charbon animal, voilà comme on le prépare : on met un oiseau carnivore en un creuset bien luté, que l'on place sur un grand feu, et il se charbonne. On donne de ce charbon vingt à trente grains par jour : c'est un' très-grand fondant de l'humeur goutteuse, sur-tout de celle qui paroît disposée à laisser trop longtems après elle des engorgemens ; mais ce remède qui fond rapidement, exige que l'on purge fréquemment ceux auxquels on l'administre. Le célèbre *Sacchini*, à qui on fit faire usage de ce médicament, mourut, parce qu'on négligea de provoquer les évacuations que l'action de ce médicament rend indispensables. En général, l'humeur de la goutte exige de doux et fréquens laxatifs , surtout lorsqu'on emploie des fondans.

L'acide animal phosphorique est un puissant remède dont on n'a pas encore suffisamment enrichi la pratique de la médecine. Cet acide est en rapport avec notre économie, et donné tous les matins à la dose de sept à huit gouttes dans un verre d'eau sucrée et aromatisée avec un peu d'eau de fleur d'orange, est un remède dont l'empirisme fait mystère à Paris.

J'ai fréquemment employé cet acide, et je puis assurer que c'est un remède étonnant , c'est un des plus puissans antiseptiques, c'est un excellent stomachique, et dans tous les cas où il y a disposition à décomposition et putréfaction , il produit les plus étonnans effets : c'est un grand moyen pour s'opposer à la fétidité de l'haleine ; appliqué sur les plaies les plus sanieuses , il en corrige à l'instant la fétidité , et une limonade préparée avec cet acide , du miel et des aromates , rétablit en peu de tems et restaure les personnes épuisées. Cet acide est fort cher, et il seroit difficile d'en avoir dans le commerce une dose suffisante pour en faire un remède usuel , parce qu'on le prépare au moyen du phosphore et de l'acide nitreux concentré ; mais j'ai trouvé le moyen de rendre ce remède plus usuel et beaucoup moins cher, et je me propose d'indiquer au public les expériences qu'à cet égard j'ai fait faire dans la pharmacie de M. *Cadet.*

Cet acide pris quelquefois le matin, comme je l'indique, en y ajoutant une cuillerée à café d'eau-de-vie, nettoie l'estomac, le fortifie, et par ce moyen le préserve de la goutte.

Les alimens. Les uns ont conseillé une diète extrêmement sévère et toute végétale ; d'autres ont conseillé au contraire une diète succulente, et ils se sont fondés sur ce que la diète lactée ou toute végétale endort la goutte pendant long-tems mais ne la détruit pas. En

effet , lorsqu'à la suite de ces diètes
ou purement lactées ou purement
végétales on éprouve des accès de
goutte , ils sont quelquefois foudroyans. Aussi les Anglais ont observé que la diète qui accroît l'insensible transpiration , vaut mieux
pour les goutteux que la diète végétale et lactée. Aussi les Anglais ,
contre les attaques de goutte , pres-
crivent *le petit lait coupé avec le vin
de Champagne.* Ce remède qui peut
convenir dans un climat comme
l'Angleterre , convient moins au
nôtre , sur - tout chez ceux dont
l'irritabilité est extrême. Ainsi ce
remède qui véritablement peut être
utile à un homme fort et robuste ,
ne conviendroit certainement pas
à une jeune femme goutteuse et
très - irritable : ensorte que , dans
cette maladie , il faut proportion-

zer ses remèdes à la nature de l'individu qui en est affecté, et sur-tout à la cause. *Darwins*, célèbre médecin anglais, avoit éprouvé, depuis trente jusqu'à quarante-cinq ans, un grand nombre d'accès de goutte; il s'abstint de vin et de toute liqueur fermentée, mais il prit en grande quantité du café, du thé, ne but que de l'eau et vécut d'une manière ordinaire; depuis cette époque, jusqu'à quatre-vingts ans qu'il mourut, il n'éprouva jamais d'accès de goutte, et jouit d'une santé plus parfaite que dans la première moitié de sa vie.

On peut dire qu'en général le remède qui modifie favorablement l'économie d'un individu, est contraire à celle d'un autre : c'est la raison pour laquelle un médecin doit être riche en moyens de changer l'économie, et être très-sobre dans leur emploi. C'est ce qui m'a déterminé à offrir ici un grand nombre de remèdes, parce qu'alors on a plus de moyens de changer et de modifier la manière d'être d'un individu.

L'économie humaine est si multiple, tant de combinaisons peuvent s'y faire, que jamais on ne peut savoir très-précisément quel est le côté par lequel un remède se combine et donne ses principes : cependant on a quelques données sur cet objet, mais elles ne sont pas absolues ; on en a peut-être moins encore sur la connoissance du lieu à attaquer primitivement. Cette connoissance est celle des causes, et constitue le vrai médecin. En faisant des mélanges très-multiples, on multiplie avec un tel composé,

les

les moyens d'attaquer l'économie par plusieurs côtés ; et, j'ose le répéter encore, nous nous sommes trop éloignés des remèdes composés.

Nous n'avons point encore de livres élémentaires sur les méthodes propres à changer le rithme et les mouvemens soit naturels, soit désordonnés de l'économie. Ce n'est qu'en attaquant cette économie par plusieurs côtés ; ce n'est qu'en modifiant à-la-fois l'intérieur et l'extérieur et les parties supérieures et inférieures, par des remèdes quelquefois opposés ; ce n'est qu'en modifiant toute la matière nutritive par des alimens inaccoutumés et un régime nouveau, qu'on peut restaurer cette économie, changer sa manière d'être, et détruire des affections maladives, et des mouvemens soit erratiques, soit périodiques.

P

Galien nous a transmis un ouvrage admirable sur la manière de médicamenter ; mais d'après toutes les connoissances acquises, on pourroit, en suivant ce même plan, donner de nos jours un ouvrage plus parfait encore. D'après nos connoissances anatomiques et physiologiques, nous pourrions aujourd'hui mieux imprimer à l'économie des mouvemens et un rithme inverse à celui qui produit trouble et désordre.

Toute, l'action des médicamens n'est fondée que sur leur propriété de changer les mouvemens rithmiques de l'économie, d'y introduire des irritations étrangères, ou de calmer celles qui existent. La science du médecin consiste donc à calmer les irritations d'un côté, à en exciter d'un autre ; enfin, à con-

duire le fluide de la vie là où il est
en moins, et à en diminuer la som-
me là où il est en plus.

Les moyens qu'on emploie seront
d'autant plus puissans, qu'ils se
rapprocheront plus d'un état presque
élémentaire, et c'est le propre des
combinaisons de produire des principes très-divisés et presque élémentaires, qui modifient l'économie et
changent ses mouvemens.

Tous les élémens tels que la lumière, la chaleur, l'air, l'hydro-
gène, l'oxygène, le carbone, l'a-
zote, etc., etc., sont les moyens
les plus puissans pour modifier
l'économie. Aussi l'on voit constamment les changemens de saisons, de climats, d'habitations,
et tous les principes ci-dessus in-
diqués, modifier l'économie d'une
manière ou favorable ou défavora-

ble , sur-tout dans la goutte. Un homme , en France , étoit presque expirant des accès de la goutte ; ses affaires l'appelloient dans l'Inde ; à peine a-t-il passé la ligne , qu'il se trouve dans l'état le plus heureux. Après plusieurs années , pendant lesquelles il avoit été absolument exempt de cette infirmité, il revint en France ; mais à peine eut-il repassé la ligne , que cette maladie revint avec plus de fureur qu'auparavant. J'ai vu la même chose dans les affections de darties vives , et dans la phtisie.

Je terminerai ce petit opuscule par deux principes déja exposés , c'est qu'on se rendroit absolument maître de la goutte si l'on pouvoit l'être de la transpiration insensible ; c'est qu'on peut altérer beaucoup cette maladie en y portant des re-

mèdes fréquens et presque continus,
sur-tout lorsque les goutteux paroissent le plus éloignés de leurs accès.

Fin de la première partie.

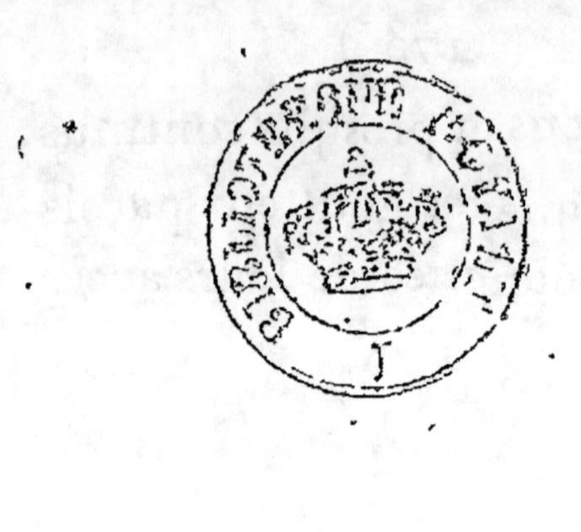

SECONDE PARTIE.

OBSERVATIONS ET RÉFLEXIONS

SUR

L'usage salutaire du kina dans la goutte, et sur un nouveau moyen de l'administrer ;

Par FRANÇOIS *TAVARÈS*,

Médecin de la Reine de Portugal.

A Lisbonne, de l'imprimerie royale.
1802.

Traduit de l'original portugais et latin.

SYDENHAM, cet habile et sagace praticien, avoit pressenti que le kina, ce remède si riche en vertus salutaires, pouvoit être encore utile dans la goutte, maladie rebelle et difficile à dompter. Le grand *Boër-haave* et son commentateur *Van Swieten*, marchant sur les traces de l'Hippocrate anglais, furent de cette opinion sans y rien ajouter ; mais le célèbre docteur *Held*, dans les Ephémérides des curieux de la nature, en 1714, regarda le kina comme un spécifique admirable de la goutte. On ne répéta pas, malheureusement ses expériences qui se rapportent aux suivantes : ensuite *Murray* vanta ce remède, mais sans rapporter ses propres observations.

Peut-être ce que l'on a dit sur le danger des amers dans la goutte, a détourné de l'usage du kina qu'on aura confondu avec les autres amers. D'ailleurs c'est le sort des meilleures inventions d'éprouver des contradictions. On répète mal

.quelquefois les expériences, ou l'on manque de patience : lorsqu'un premier fait ne répond pas aux espérances, on abandonne le moyen nouveau, et l'on se prive d'un remède salutaire : ce sera peut-être le sort du kina pour la goutte , quoique je ne le propose qu'après plus de sept ans d'observations et d'après des expériences réitérées sur moi-même.

Je dois rendre ici justice au célèbre docteur Benoît-Joachim *de Lemnos*, autrefois mon auditeur assidu, de présent professeur de médecine en l'université de Coimbre. En raison de son ancienne amitié pour moi, il m'a communiqué ses observations , et m'a engagé à user de ce moyen d'éviter les paroxismes fréquens de la goutte dont je suis

douloureusement affecté depuis seize ans.

Je dois avouer ici que je me suis
d'abord refusé aux vœux de mon
ami, et que me rappelant souvent
les avis de *Galien*, de *Cœlius-Au-
relianus*, de *Gaubius*, de *Van Swieten*, de *Cullen* sur le danger des
médicamens amers, je n'osois user
du kina, quoiqu'il me fût bien
connu que cette écorce n'est pas un
amer semblable à la poudre du duc
de *Portland* ou du *diacentaureon* de
Galien. Enfin, réfléchissant que le
kina est très-recommandable dans
des maladies analogues à la goutte,
je conçus que ce remède pouvoit
en diminuer les douleurs et les paroxismes.

Conduit par cette persuasion et
confirmé par les expériences de mon
ami et par les miennes propres, je

cherche à rétablir l'usage oublié d'un aussi bienfaisant remède, et comme il faut, ainsi que le dit *Celse*, ne raisonner que d'après et non avant l'expérience, je rapporterai quelques observations de mon ami et ensuite les miennes (1).

Première observation. En 1793, un moine de Cîteaux envoya prier le professeur *Lemnos* de le venir voir; le docteur trouva le moine jettant les hauts cris pour une douleur de goutte si intolérable dans les jambes, qu'il demandoit ou

----

(1) Je rapporterai aussi à la fin et de cette dissertation et des réflexions de M. *Tavarès*, des observations qui me sont propres, sur les effets admirables de ce remède, sur-tout dans les paroxismes commençans, et d'autres observations sur son usage dans les paroxismes avancés.

Note du traducteur.

qu'on le soulageât où qu'on lui amputât les pieds , le docteur lui répondit qu'il n'y avoit pendant un tel paroxisme que de petits remèdes à employer ; qu'il lui falloit de la patience et de la diète , et qu'il étoit aussi difficile de guérir la goutte que facile d'amputer les jambes. Un chirurgien , à peine digne du nom de barbier , avoit promis à ce moine guérison : le docteur *Lemnos* se mit à rire : l'empirique de promettre de nouveau la guérison ; celui - ci prescrivoit un purgatif sur l'administration duquel on consulta le docteur *Lemnos*; c'étoit résine de jalap et de scammonée , de chaque une demi-dragme , sirop de diacode demi-once , mêlez pour une dose. Le professeur ne put contenir son rire , son impatience , sa colère , sur l'imprudence

dence de l'administration d'un remède dont le quart lui sembloit, en cette circonstance, très-suffisant pour
beaucoup nuire. Enfin le purgatif
fut pris, et à la suite de la purgation,
le chirurgien donna un gros de
kinkina en poudre d'heure en heure pendant la nuit, ensorte que
le malade en prit de suite deux
onces. M. *Lemnos*, ayant appris cé-
la, vint le matin, et crut qu'il trouve-
roit le malade dans un état funeste:
Quel fut son étonnement en le
voyant debout, marchant avec un
bâton? Deux jours après il sortit
hors de la maison. M. *Lemnos* se
proposa bien de répéter de la même
manière et à même dose l'usage du
kina (1), et de donner en place du

____

(1) *Hippocrate* dit avec raison qu'un
médecin ne doit pas négliger même l'audace

Q

purgatif , deux onces de sel d'Epsum.

Seconde observation. Le révérend
Jean-François de *T.*, préfet de la
pharmacie de l'hôpital royal de
Coimbre , âgé de 46 ans , homme
gras et sédentaire, eut en 1796 un
premier accès de goutte au pouce
du pied pendant dix jours ; trois
mois après survint un second accès;
enfin au troisième il envoya deman-
der M. *Lemnos*. Le professeur fit
donner deux onces de sel d'Epsum,
et frappé de l'observation précé-
dente, conseilla le kina à dose de

---

des empiriques, mais en tirer parti pour s'en
servir avec prudence ; il est probable que
ce chirurgien avoit eu connoissance de la
manière dont les Péruviens administrent le
kina ; est-il croyable qu'ayant à disposition
des forêts d'arbres de kina , ils ne le prennent
que par grains et seulement deux à trois fois
en une maladie. *Note du traducteur.*

deux onces, savoir un gros d'heure en heure: les douleurs diminuèrent: le malade se leva le second jour et marcha. Au bout d'un an, nouvel accès, même remède et même effet. Deux ans après, même accès. Alors après le sel d'Epsum il ne prit que trois drachmes de kina ce qui ne fit que le soulager un peu : mais le jour suivant M. *Lemnos* lui conseilla d'en prendre six drachmes au moins ; il les prit à dose d'une drachme par heure; ses douleurs s'évanouirent : ce qui prouve qu'il faut contre cette maladie une grande quantité de kina pour en avoir l'effet. Ce goutteux ensuite fut pendant trois ans sans éprouver de paroxisme, et alors il se rétablit de la même manière, par le même remède qu'il prit à dose de deux onces.

Troisième observation. Un homme

gras, âgé de 45 ans, menant une vie sédentaire, goutteux depuis longtems, et ayant des accès deux fois l'année, qui duroient quatorze à quinze jours, et quelquefois plus, fut traité de la même manière ; mais son estomac ne pouvoit supporter toute la dose de kina : néanmoins au moyen d'une once et demie il obtint le calme de ses douleurs, et ses accès ne duroient plus que quatre à cinq jours. Depuis qu'il fit usage du kina, il n'eut que trois accès de goutte en huit ans, tandis qu'auparavant il en étoit régulièrement affligé deux fois pár an.

Je pourrois rapporter beaucoup d'autres observations du docteur *Lemnos*, mais je vais raconter les miennes propres.

Quatrième observation. Un cor-

donnier eut un violent accès de
goutte au pied ; après trois semaines la goutte se porta à la main ;
je lui donnai deux onces de sel
d'Epsum, et le kina par drachme
d'heure en heure jusqu'à deux onces ; la douleur s'évanouit en vingt-
quatre heures ; je ne lui redonnai
plus de kina : au bout d'un mois il
ressentit la goutte au pied, à peine
eut-il pris une drachme de kina, que
la douleur cessa ; le mouvement
revint dans le pied, et présentement
il se porte bien.

Cinquième observation. Enfin je
fus résolu à prendre moi-même le
kina au premier accès violent. J'ai
reçu de mes parens une disposition
arthritique que j'avois cherché à
éloigner par de grands exercices
musculaires jusqu'à 33 ans. Chargé
à cet âge de professer publiquement

la médecine dans l'université de
Coimbre, je me livrai à des étu-
des et à des travaux qui me don-
nèrent en 1786, d'abord un rhumatisme inflammatoire, ensuite une
attaque de goutte au tarse du pied,
ce qui s'évanouit après quinze jours
et ne revint qu'après un an au printems. Deux ans après, à même époque, même paroxisme, puis encore deux ans après, et ainsi de
deux ans en deux ans. Mais au
quatrième paroxisme j'eus des envies de vomir après les repas ; je
pris des eaux thermales qui me
soulagèrent. J'eus en 1790, au printems, un nouvel accès. Enfin en
1792, j'eus, dans l'été, une fièvre
bilieuse à la suite de laquelle j'eus
un accès d'un mois. Je n'avois eu
d'accès qu'au pied, lorsqu'en 1797
la goutte fut et au pied et au genou;

enfin, elle me donna deux accès dans l'année, et ne me laissa pas même complettement libre ; j'eus beaucoup de chagrin en voyant ainsi les accès se rapprocher avec plus d'intensité. J'avois des envies fréquentes de vomir quoique je fisse une diète convenable ; enfin en l'an 1800 j'eus un accès qui dura six mois. Mais le 11 septembre 1801, après un accès au pied gauche, la goutte se porta au pied droit, puis aux genoux et me dura sept semaines. Vers la fin de ce paroxisme je pris une solution de résine de gayac avec la gomme arabique et un syrop ordinaire, avec de l'eau de canelle distillée, ce qui me soulagea plus que ce même remède ne l'avoit fait dans les paroxismes précédens. Ce remède me donnoit la nuit une douce transpiration,

et pendant le jour deux évacuations
bilieuses, et quoique ma démarche
ne fut pas libre, cependant je
pouvois me traîner avec un bâton :
mais le 28 septembre 1801, les
douleurs revinrent très-cruelles aux
pieds puis aux genoux ; je repris
la solution de gayac qui sembla
me soulager : enfin je parus guéri
après sept semaines ; mais la douleur revint de nouveau aux pieds,
aux genoux, la cuisse même s'en-
fla. La saison étoit froide, humide, les vents soufloient horri-
blement, tantôt du nord, tantôt
du midi : enfin le 27 décembre,
à deux heures du matin, la douleur étoit atroce aux pieds. Ce fut
alors que je me déterminai à en
venir au kina, dont je pris 18
drachmes en trente-six heures sans
que mon estomac en fût incom-

inodé. Dès lors mes douleurs diminuèrent , je pus mouvoir ma
jambe , m'appuyer sur mon pied
sans ressentir de poids dans la
cuisse. Les inquiétudes, les impa-
tiences familières aux goutteux se
dissipèrent : enfin le 29 décembre,
c'est-à-dire, deux jours après le
kina pris, je pus m'appuyer sur un
bâton , marcher , vaquer doucement à mes affaires ; je m'abstins
de kina pendant deux jours , et
je revins ensuite à en prendre 14
drachmes ; ensorte qu'en huit jours
j'en consommai 4 onces. Certain
qu'à cette dose le kina me relâ-
cheroit le ventre, je ne pris point
de sel d'Epsum. En effet , à la
troisième drachme , je rendis une
grande quantité de bile par les
selles. —Des 14 dernières drachmes
j'en pris 10 le premier jour , en

vingt-quatre heures ; je m'en abstins quatre jours, et j'en pris ensuite 2 drachmes pendant 2 jours,
puis tous les jours j'usai d'un peu
de vin de kina. Il me resta longtems un sentiment de douleur que
la saison froide entretenoit. Enfin,
en février, ayant encore ce sentiment de douleur, et l'attribuant à
ce que la bile ne couloit pas assez,
je pris, pour me purger, 20 grains
de jalap, 10 grains de calomel,
et la douleur s'évanouit. Le 24
février, il fit un très-beau tems,
très-doux, même très-chaud, je
montai à cheval ; le 25, le vent
souffla du nord, je ressentis au
pied droit une vive douleur, mais
je recourus rapidement au kina
comme à l'ancre de salut. A peine
avois-je pris la troisième drachme
que la douleur se dissipa par en-

chantement, quoique mes pieds fussent très - gouflés, et que les vaisseaux veineux de mes jambes fussent d'une couleur érysipélateuse : mes muscles palpitoient, j'avois des inquiétudes dans les jambes, des frissons, ce qui sembloit m'annoncer un paroxisme terrible; mais la douleur fut si légère que je pus m'appuyer sur mon pied et même sortir, quoique le vent vint du nord : je ne pris cette fois qu'une once de kina par drachmes, et une autre once pendant l'espace des 4 jours suivans. — J'ai reçu de ce médicament un tel soulagement que je ne balancerai pas, dans l'occasion, à y recourir et à le conseiller d'après l'opinion que j'ai de l'importance de ce remède, en cette cruelle maladie.

Sixième observation. Etant lié très-

intimément d'amitié avec M. Nor-
bert-Antoine *Chalban*, chirurgien
de la chambre de la reine, je lui
communiquai ces observations. Cet
homme instruit et très-éclairé fit
aussi l'expérience de ce remède sur
un ancien goutteux qui n'étoit
jamais un mois sans éprouver
les accès. M. *Chalban* lui donna,
malgré l'état inflammatoire où le
mettoit la goutte, le purgatif, et
ensuite 2 onces et demie de kina,
en commençant le soir même du
purgatif, et continuant pendant
deux jours l'usage de ces 2 onces
divisées par drachme ; le troisième
jour il fut tellement rétabli qu'il
pût sortir hors de sa maison.

Septième observation. Un maître
de danse, âgé de 50 ans, étoit
goutteux depuis 25 ans, ce qui le
forçoit à une vie sédentaire ; il
étoit

étoit maigre et très-vif : ses paroxismes duroient deux mois, et il en
éprouvoit au moins deux en un
an : en 1802, il fut retenu par la
goutte depuis le commencement de
janvier jusqu'au commencement de
mars ; mais au 18 mars, la goutte
revint avec une nouvelle fureur
aux pieds et au tendon d'Achille :
je le vis le 6 avril, les pieds très-
enflés avec une rougeur érysipélateuse très - considérable ; il ne
pouvoit se tenir sur ses pieds ; la
goutte enfloit la main droite ; je
lui donnai l'once de sel d'Epsum,
il fut copieusement évacué, et le
soir du même jour il commença
à prendre une demi-once de kina
divisée par petites doses. Je ne
prescrivis, pour la première nuit,
qu'une demi - once, parce qu'il
m'assura que son estomac se re-

R

fuseroit à ce médicament : en effet ,
à la troisième drachme son estomac
s'y refusa. Mais la nuit fut calme ,
il dormit , et , ce qui ne lui étoit pas
arrivé depuis longtems , il fut sans
douleur. Le matin il put remuer
mieux le pied ; et de la main qui
avoit été si tourmentée , il m'é-
crivit pour m'apprendre son heureuse situation. Je lui conseillai
trois autres drachmes de kina en
poudre , une drachme d'heure en
heure ; la troisième dose le fit
vomir : je lui conseillai d'éloigner
ces doses. Quoiqu'il n'ait pas pris
les 2 onces de kina , dose ordinaire , néanmoins il fut tellement
soulagé qu'il put librement marcher et même sortir pour se pro-
mener. Je lui conseillai de prendre ,
pendant quelques jours , l'infusion
à froid du kina ; ce qui ne fati-

gua pas son estomac et le rétablit complettement.

Huitième observation. Je reçus un coup autour de la rotule, ce qui m'attira la goutte au genou, goutte qui s'accroissoit de moment en moment ; je mis trois sangsues sur le lieu de la contusion, je pris une demi-once de kina, et en vingt-quatre heures je fus guéri complettement.

Neuvième observation. Le 9 juin 1802, j'eus pendant 12 heures une crampe violente dans tout le trajet du muscle long péronien, cette partie fut d'un rouge brillant : pendant trois jours j'eus des anxiétés, des maux de cœur, des palpitations, enfin un sentiment de brûlure à l'un et l'autre genou : tous ces symptômes étoient les précurseurs de la goutte dont j'attendois

patiemment le paroxisme : enfin ,
le 16 , j'eus une douleur au carpe
de la main droite ; je pris alors
seulement deux gros de kinkina, je
n'en voulus pas prendre davantage
pour ne pas m'opposer entièrement
à l'effort goutteux de la nature ; aussi, à deux heures du matin , j'eus
à la main un accès de goutte très-
douloureux ; et après l'avoir suppor-
té seize heures, l'inflammation exis-
tant encore, mes urines étant chargées, je pris une décoction saturée
de quatre onces de kina que je fis
diviser en quatre verres : à la troisième dose, la douleur se calma ;
je reposai paisiblement et sommeil-
lai doucement pendant la nuit ; je
pus remuer le bras et les doigts qui
n'étoient arrêtés dans la pleine liberté de leurs mouvemens que par
la tuméfaction qui existoit encore.
Cette observation confirme la né-

cessité d'une grande dose de kina.

Je pourrois ajouter un grand nombre d'autres observations, celles-ci doivent suffire pour employer avec confiance un remède aussi précieux par ses étonnans avantages. Il faut commencer par purger, puis donner d'heure en heure un gros de kina pulvérisé, de sorte que le premier jour on en prenne au moins une once, et deux s'il se peut, le second jour une autre once, et les jours suivans une demi - once : on continue pendant cinq à six jours une demi-once par jour. La poudre a plus d'efficacité que l'infusion, cependant on peut prendre l'infusion si l'estomac ne supporte pas la poudre, mais alors il faut quadrupler la dose, et user, en ce cas, d'une demi-livre de kina au moins.

REFLEXIONS.

Tout ce qu'on observe dans la goutte est digne d'attention , sa nature , ses paroxismes , ses symptômes , et l'avantage étonnant du kinkina supérieur à tous les autres remèdes employés jusques ici.

Quant à la nature de la goutte , elle dépend d'une foiblesse dans les viscères et dans les nerfs. Tout ce qui peut affoiblir la puissance nerveuse produit cette maladie ; et selon les circonstances, elle se manifeste ou plutôt ou plus tard, à de plus ou moins longs intervalles : sans changer de nature, elle change de forme.

Les anciens médecins eurent pour but de donner aux intestins la vigueur qu'ils n'avoient pas , et tous

ont recommandé les remèdes toniques, amers et stimulans, tels
sont *Cœlius Aurelianus* , *Ætius* ,
Arétée et *Galien*.

Les modernes ont présenté différens remèdes, selon l'idée qu'ils
se sont faite de la goutte ; mais aucun, que je sache, n'a indiqué le kina comme nous l'avons ici prescrit.

Sydenham , dans son traité de
la goutte, conseille seulement quelques grains de kinkina , tous les
jours. *Cullen* a blamé les amers conseillés par *Galien* ; ils ont, a-t-il
dit , quelque chose de narcotique ,
et qui les rend dangereux par la
suite ; mais il conseille le kinkina
seulement à petites doses et comme
ami de l'estomac , et cela d'après
Sydenham.

Mais *Godefroi Held* , en 1714,
conseilla dans les Ephémérides des

curieux de la nature, centurie 3 et 4, observation 170, pag. 334, le kinkina à bien plus grande dose que ne l'avoit donné *Sydenham*; savoir, à deux gros répétés chaque jour, et il assure l'avoir vu utile dans la goutte. Il est fâcheux que pendant longtems on n'ait pas été plus loin que lui.

La goutte a des paroxismes et des retours périodiques; et, en cela, elle a des rapports avec les fièvres intermittentes du printems et de l'automne, c'est aussi dans cette saison qu'elle se manifeste : elle imite les exacerbations des fièvres tierces et doubles tierces ; elle procède d'une manière rithmique, et la fièvre qu'elle détermine, cesse par l'usage du kinkina. La goutte se termine, comme les fièvres inter-mittentes, par des urines trou-

lbles , bilieuses , briquetées , creta_
ccées ; il est rare que les goutteux
aient des fièvres intermittentes ,
même épidémiques , car la gou't-
tte leur en tient lieu : elle attaque sur - tout ceux qui habitent
des lieux bas et humides : elle arrive
surtout dans les vicissitudes des
tems et des saisons ; elle reprend
lorsqu'on s'en croit le plus libre :
elle a des rapports avec la fièvre bilieuse qui , ainsi que toutes les intermittentes , dégénère quelquefois
en goutte. *Strac*, dans sa dissertation
sur la pleurésie , trouve qu'elle est
en quelque rapport avec la goutte
et les intermittentes. Dans le rhumatisme aigu , après le septième
jour , *Saunders* a donné l'écorce de
kinkina avec les antiphlogisti-
ques : *Haller* , dans ses Élémens de
médecine , a approuvé ces moyens.

Tous les auteurs conviennent que dans les intermittentes accompagnées d'apparences même inflammatoires, il faut donner le kinkina de bonne heure et non à petite dose, mais largement; ainsi de petites doses de kina ne réussissent point contre les intermittentes; et pourquoi ne pas donner de même dans lagoutte cette écorce à grande dose, comme dans les intermittentes? Par ce moyen on seconde l'effort de la nature, sur-tout après avoir purgé.

La goutte a encore des rapports avec les maladies nerveuses, dans lesquelles le kinkina est si utile. Ainsi, dans la foiblesse d'estomac, dans le vomissement, lors de la génération des vents, dans les spasmes vers la région épigastrique, lorsque le ventre est trop fluide ou trop resserré, dans les douleurs de colique, dans l'hypocondrie, dans l'inquiétude, dans la pusillanimité, le kinkina est recommandable, et tous ces accidens précèdent souvent la goutte. Les métastases de douleur d'un lieu à un autre arguent une foiblesse nerveuse, et l'écorce du kinkina est utile dans ces cas; elle redonne aux nerfs de la vigueur : ainsi donc, la goutte due à une foiblesse nerveuse est soulagée par l'écorce, qui fortifie tous les nerfs, et qui, à ce moyen, est un anti-spasmodique et un antiphlogistique.

Le kina a la propriété, sur tous les amers, de fortifier plus qu'eux et de moins échauffer, comme le dit *Murray*. Il s'accommode à tous les tempéramens, s'oppose à tous les retours périodiques, sans aucun égard à la variété des tempéramens.

L'usage continué des amers débilite l'estomac ; ce que ne fait pas le kinkina.

Depuis longtems les médecins ne croient plus aux obstructions produites par ce remède, et on ne balance pas de le donner de nos jours, à une dose considérable.

On sait que dans les fièvres quartes, on ne les détruit qu'en donnant le kina à une très-forte dose. Pourquoi ne seroit-il pas nécessaire de le donner à plus forte dose encore dans la goutte ? Et j'ai observé que, quand on ne le donne pas à une drachme pour chaque heure, de manière à en consommer deux onces dans les deux premiers jours, on n'en obtient pas tout l'effet que l'on desire. Néanmoins il en produit un léger, et sur-tout jamais de mal. *Sydenham* ne craignoit pas de don-

ner au commencement des paroxismes de la goutte, ou à leur fin,
des médicamens purgatifs, et il
donnoit l'opium comme correctif des
troubles qu'ils pouvoient exciter ;
et je puis assurer que, pendant les
paroxismes de la goute, les purgatifs ont été très-utiles, et seuls
ils ont modéré ses accès (1) ; les évacuations alvines diminuent la diathèse pléthorique goutteuse, et
s'opposent au spasme. J'ai sur moi-
même observé l'avantage d'un purgatif dans les accès de la douleur.
Boërhaave, en ce cas, ne craignoit

____

(1) Observez ici que l'auteur est goutteux,
que ce qu'il dit est le fruit de son observation, et comme lui j'ai observé l'utilité des
purgatifs dans l'accès violent de la goutte.
Alors comme l'auteur le fait, d'après *Sy-*
denham, j'ai joint aussi aux purgatifs une petite dose d'opium. *Note du traducteur.*

S

pas d'user des purgatifs unis aux mercuriaux ; il mêloit la scammonée à la chaux d'antimoine non lavée, ce qu'on appela dans la suite poudre cornachine, et il conseilloit à son ami *Bassando*, vieux goutteux, de se purger, tous les trois mois, avec cette poudre. Beaucoup de goutteux se sont crus exempts des paroxismes de la goutte, en se purgeant toutes les semaines. *Joseph Quéria* dit qu'il faut se purger au tems du paroxisme, quoiqu'il y ait beaucoup de chaleur (1); et *Fréderic Hoffman* a donné comme un axiôme

----

(1) Pour moi je ne balance pas dans les maladies inflammatoires de la plèvre et du poumon, d'évacuer pendant l'inflammation, avec la panacée mercurielle qu'il faut donner alors à une dose d'autant plus forte, que l'inflammation est plus considérable et jointe à une diathèse plus putride. *Note du traduct.*

de pratique, que dans toute douleur, dans quelque endroit qu'elle existe, il faut commencer par purger le canal intestinal, ce qui adoucit cette même douleur, ce qu'il dit avoir éprouvé sur lui-même : aussi mon ami M. *Lemnos* a-t-il agi plus prudemment que le barbier qui donnoit des drastiques ; il a donné le sel d'Epsum. Cependant il ne convient pas à certains estomacs, et les fait vomir ; alors on peut donner une infusion de séné et un peu de teinture de jalap ; et si ce purgatif avoit à exciter quelque trouble nerveux, le kinkina donné ensuite y remédieroit. On dira que la présence inflammatoire contre-indique le kinkina ; mais de célèbres praticiens n'ont-ils pas donné le kinkina avec avantage dans l'inflammation pleurétique. L'inflammation goutteuse

se termine par résolution, et le kinkina la favorise.

L'inflammation goutteuse tient
un peu de la nature érysipélateuse,
et l'on sait que dans ce cas le kina
est un souverain remède. *Guillaume
Fordyce* , dans les Transactions de
la société , 1793 , dans une angine
maligne érysipélateuse , donna le
kina à grande dose , à une drachme
pour chaque heure , après avoir
commencé par donner un purgatif ;
par ce moyen , il guérit cette terrible maladie.

Je crois qu'aucune préparation
n'équivaut au kinkina en poudre ;
néanmoins , si l'estomac étoit trop
sensible , on peut , d'après *Uller* et
Lewis , donner trois ou quatre onces
d'infusion de kinkina froid pour la
dose d'une drachme.

Avant de connoître cet usage du

kinkina, je calmois l'inflammation de la goutte par quelques sangsues, mais je ne faisois que calmer sans abréger le paroxisme ; mais si on emploie les sangsues, puis ensuite le purgatif et ensuite le kina ; alors en très-peu de tems, on détruira les paroxismes, et il faut seconder l'usage du kina par une diète convenable; savoir, par un peu de roti et quelques végétaux.

On demande si le poisson convient aux goutteux ; les uns sont d'eau douce, les autres de mer. Le poisson, depuis douze ans, convient moins à mon estomac que pendant ma jeunesse, et j'ai observé que, quand je vivois de poisson, j'étois menacé de la goutte ; mais au moyen du kinkina, j'ai pu, pendant tout le carême de 1802, user de poisson, sans en être incommodé. On doit

user de vin trempé de beaucoup
d'eau. Il faut se coucher de bonne
heure, le soir, sur un lit un peu
dur, et se lever du matin ; tous les
mois, ou tous les deux mois, prendre un purgatif, et à la suite une
once de kinkina pulvérisé, ou bien
je conseillerois l'infusion d'une demi-livre de kinkina dans l'eau froide
prise dans quatre jours. L'exercice
est salutaire, et je puis assurer,
qu'ayant les pieds douloureux de
la goutte, je l'ai dissipée, en ne
craignant pas de marcher.

Les bains froids pris ou à la mer,
ou dans la maison, sont salutaires ;
ils secondent l'efficacité du kina ;
mais ceux pris à la maison ne doivent être qu'une lotion d'eau froide
que le malade se fait lui-même avec
une éponge ; ensuite il faut se pro-
mener ou se livrer à quelque exer-

cice. Si on prend le bain à la mer, ce ne doit être qu'une immersion dans laquelle on sera en mouvement et des pieds et des mains, après quoi on se fera frotter avec un linge un peu rude ; on se couvrira ensuite de vêtemens chauds, et on prendra un peu de vin généreux.

Il seroit très-bien de prendre, tous les jours, quelques grains de kina ou en poudre ou en infusion. On ne guérit point absolument la goutte ; on ne fait qu'en modérer ou en éloigner les accès. Il faut se dire avec Sénèque, dans le livre de la vie heureuse, chapitre 17 : *je ne suis point parvenu à me guérir de la goutte ; je n'y parviendrai jamais ; je lui porte des adoucissemens plutôt que des remèdes ; il me suffit qu'elle vienne plus rarement, et qu'elle me ronge moins.*

Ce qui rend le kina un remède qui l'emporte sur tous ceux jusqu'à présent connus, c'est qu'il adoucit le paroxisme, et modère, même détruit l'inflammation et éloigne, après des usages réitérés, les paroxismes et les affoiblit. Il faut au médecin une sagacité profonde, pour distinguer dans la suite les affections qui sont l'effet de la goutte, et que le kina guérit rapidement, et d'autant plus rapidement qu'on y recourt plutôt.

Mais lorsque la goutte est ancienne, qu'il y a de ces nodosités, effets des suites de cette maladie, alors rien de mieux que de mêler le kina avec les médicamens appropriés aux maux qui sont les effets de la goutte.

Je dois avertir que ce n'est pas le kinkina rouge que j'ai employé, quoiqu'il soit plus efficace contre les intermittentes que le kinkina blond que j'ai mis en usage. La guerre dans toute l'Europe a rendu rare le kinkina. Je ne possède que quelques échantillons d'écorce rouge qui nous vient de Matogrosso au Pérou (1).

Le kina pris à petite dose et habituellement sera-t-il sans danger? c'est ce que prouveront les observations : pour moi, je ne le crois d'aucun danger. Je connois un goutteux qui, depuis six ans, est fixé sur une chaise, et qui n'a été conservé pendant tout ce tems que par de petites doses de kina pris habituellement jusqu'à

____

(1) Le kina rouge m'a produit le même effet que le jaune; je le crois même préférable. *Note du traducteur.*

ce qu'enfin ses misères se soient terminées avec sa vie.

Reste à savoir si l'écorce de saule blanc, vantée par *Linnaeus* et par *Cullen* dans sa Matière médicale, pourra équivaloir à l'écorce du Pérou ; c'est ce qu'apprendront le tems et l'expérience. J'ai vu cet écorce en poudre et en décoction réussir dans les fièvres intermittentes et même rebelles (1).

---

(1) J'ai essayé cette écorce, mais le kina lui est bien supérieur. La rareté du kina qui vaut huit fois le prix qu'il valoit il y a 6 ans, me fait faire à présent des recherches pour le suppléer. Je suis persuadé qu'il y en a beaucoup dans les forêts de la Guyane. Il seroit intéressant que le Gouvernement français s'occupât des moyens d'avoir en sa possession ce précieux remède dont, avant la guerre, il ne venoit que 3 à 400 milliers pesant en Europe, ce qui est insuffisant à ses besoins. *Note du traducteur.*

On sera peut-être étonné
qu'aie pas parlé de l'opium pour
appaiser les douleurs, mais ce médicament diminue la force nerveuse (1). Il en faut dire autant
des émolliens, des cataplasmes qui
augmentent de plus en plus la
foiblesse des parties. Il faut blâ-
mer de même les bains d'eau tiède
qui apportent pour un instant du
soulagement, mais que les malades paient cher ensuite par les plus
atroces douleurs : ce sont des feux
qu'on couvre de cendre (2). Mais

---

(1) J'ai observé l'opium souvent nuisible
aux goutteux. *Note du traducteur.*

(2) Depuis longtems je blâme les bains
dans les engorgemens commençans de la
matrice, et c'est par l'abus qu'on en fait
qu'on conduit les femmes qui en sont affli-
gées à un ulcère incurable qui termine
leur vie dans les plus atroces douleurs. En

ce qu'enfin est pas de même des bains
thermales sulfureuses; elles
résolvent les congestions aux articulations : je peux alléguer et ma
propre expérience, et celle des autres. Les bains d'eau tiède dans
laquelle on dissout une assez grande quantité de sel, ont été utiles
dans les douleurs vagues de goutte
avec atonie. Le sel chaud appliqué
à la surface du corps comme un
stimulus universel de la force cu-
tanée nerveuse, est très-recommandable et accélère la fin du paroxisme. Plusieurs ont recommandé le
bain avec l'acide muriatique, il
faut abandonner ce remède et au-

---

traitant comme une affection goutteuse ces
sortes d'engorgemens, je suis parvenu à les
résoudre, lors même qu'il y avoit déjà des
écoulemens verds et fétides. *Note du traducteur.*

tres semblables, à la prudence du médecin.

J'ai rapporté généreusement les observations qui m'ont été communiquées ; je les ai confirmées par les miennes ; je ne suis attaché à aucune secte, à aucun système ; j'écris d'après ma propre observation et sur une maladie atroce dont je suis affligé. Je n'ambitionne d'autre gloire que d'être utile à un grand nombre, de chercher la vérité, de l'indiquer. Je n'ai parlé que d'après l'expérience, et j'en appelle à l'expérience.

Fin de la dissertation du docteur Tavarès.

T

OBSERVATIONS ET RÉFLEXIONS

Du professeur Alphonse Leroy.

Première observation. Je fus appelé en février 1804, chez M. Lav..., demeurant près de St. Roch, il étoit tourmenté dans son lit par un accès de goutte aux deux pieds et aux deux genoux; les douleurs étoient intolérables : je lui ordonnai une médecine composée de trois gros de sel de Glauber, deux onces de manne et une once de syrop de nerprun : le même soir je le mis à l'usage du kinkina, qu'il prenoit par demi-gros d'heure en heure : après en avoir pris une once, il se sentit soulagé et put se lever et se tenir sur ses pieds : mais ma surprise fut grande lorsqu'il me montra ses urines qui étoient troubles et toutes vertes. Il prit le lendemain une demi-once de kina, et le surlendemain une autre demi-once ; il put vaquer à ses affaires : je désirois qu'il continuât à petites doses le kinkina, mais il ne crut pas avoir besoin ulté-rieurement de mes soins.

Deuxième observation. A quelque tems de là, et sur la fin de février même année, je fus appelé chez M. Def..., qui avoit été député du département du Puy-de-Dôme à l'assemblée constituante. Il s'é-toit mis en route déja affecté de la goutte; mais à son arrivée à Paris, l'accès fut violent dans les deux pieds, et sur-tout dans les deux genoux, et les talons étoient reployés vers les fesses : je le pur-geai avec un médicament com-posé comme précédemment, et dès

le soir je commençai à lui donner
une once de kinkina en poudre
par prise de demi-gros toutes les
demi - heures : le lendemain les
douleurs étoient calmées et il put
se lever ; les urines devinrent vertes :
je lui conseillai une autre once de
kinkina pris de la même manière ;
à la vingt-troisième prise, quoiqu'il
eut été purgé il y avoit trois jours,
il eut des vomissemens qui lui fi-
rent rendre deux énormes cuvettes
de bile ; enfin il fut tellement soulagé que deux jours après il
vaquoit à toutes ses affaires. J'a-
voue que je ne vis pas sans étonnement une cure si prompte, et
de ma part si peu attendue, vu
l'état de ses jambes et sur-tout de
ses genoux. J'ai appris que, depuis,
dans son département, il avoit eu
des accès de goutte, mais n'ayant

pris le kina qu'à petite dose, et
non à celle de deux onces, il n'a
pas été soulagé.

J'observerai ici qu'ayant donné
ce remède à beaucoup d'autres
malades, l'effet n'a répondu à mon
attente qu'en le donnant à très-
forte dose ; ensorte que lorsqu'on
voudra épargner des dégoûts aux
malades on manquera son effet ;
il ne fait alors que modérer l'accès, mais ne l'arrête pas ; s'il est
donné à grande dose, et jusqu'à
deux onces et demie, il n'a jamais
manqué de soulager le malade, et
les dernières prises, quoique très-
désagréables, ont produit des évacuations salutaires.

Ayant depuis été consulté par
ce même M. Def..., attaqué de
la gravelle ; effet de la goutte, je
le ramenai à la résolution de re-

prendre du kina, voici ce qu'il m'écrivit.

« D'après votre lettre du 20 janvier, monsieur, j'ai pris la médecine que vous m'avez ordonnée, et le lendemain le kinkina à la dose et de la manière que vous m'avez indiquée, et j'en ai éprouvé un grand soulagement : j'avois eu, depuis ma lettre, deux nouvelles atteintes de goutte assez fortes ; la médecine, après m'avoir purgé onze fois, m'occasionna une crise qui produisit des vomissemens par lesquels je rendis au moins une cuvette de bile teinte en verd et en gris ; je fus encore sept fois dans la journée, et je me sentis le soir assez bien : le kinkina pris ensuite ne me donna pas de crise, mais il me sembloit qu'il circuloit avec mon sang, et se portoit dans toutes

les parties du corps pour les dégager.
Il me resta le lendemain une douleur au talon ; je pensois qu'elle se
dissiperoit, mais deux jours après
la goutte se porta du talon dans
les viscères avec une rapidité inouie;
c'étoit vraiment, comme vous le
dites dans votre Manuel des goutteux, une mofette ignée : je pris
des lavemens , je fis la diète la
plus sévère, et repris le kinkina
qui n'a fait son effet qu'au bout
de vingt-quatre heures ; j'ai rendu
des matières grisâtres que vous
qualifiez d'urée , et je me suis
mieux trouvé que je n'avois été depuis vingt-sept mois, ayant été plus
ou moins alité depuis le premier
novembre. J'ai pris votre remède
contre la gravelle ; j'ai rendu encore quelques graviers dont un
seul étoit plus dur que tous les

autres, il avoit des espèces de poin-
tes et étoit spongieux ; j'ai rendu
de plus des matières muqueuses,
puis plâtreuses, puis des espèces
de cheveux ou fibrilles, ainsi que
le dit *Galien* : je vous en envoie
deux, pensant que vous ne serez
pas fâché de voir par vous-même
si l'observation de *Galien* est fondée, (1) d'autant que vous n'en par-
lez pas dans votre ouvrage. J'ai, depuis trois jours, les articulations
beaucoup plus libres, ce qui me donne l'espoir, en suivant strictement
votre régime, et étant dirigé par vos
conseils, que je pourrai parvenir
à un état de santé très-tolérable. Dès
que les douleurs seront entièrement
dissipées, je me plongerai dans

____

(1) J'ai d'autres observations semblables à
celles de M. Def...

de l'eau bien chaude et me ferai frotter et oindre comme vous me l'ordonnez. Vous me mandez de vivre de ce que je digère le plus facilement ; je désirerois savoir si vous pensez que je puisse faire maigre, sans inconvénient. Je vous prie de trouver bon que je vous rende compte tous les mois de l'état de ma santé, après que j'aurai pris le petit laxatif et un peu de kina, et de me guider pour pouvoir améliorer ma position. Je me sens toujours un peu de goutte aux pieds, ce qui me détermine à prendre encore quelques prises de kinkina.

« Agréez mes remercimens et l'assurance de la considération avec laquelle j'ai l'honneur d'être, etc. »

Troisième observation. M. F..., ci-devant ministre de l'intérieur, étoit sujet à des accès de goutte,

dont les paroxismes se réitéroient
plusieurs fois dans l'année , mais
sur-tout au printems et dans l'automne ; il étoit quelquefois tenu
dans son lit , pendant plus d'un
mois. Depuis plusieurs années , il
n'a éprouvé aucun accès violent de
goutte , parce qu'il s'est assujetti ,
tous les mois au déclin de la lune ,
à l'usage , pendant deux jours ,
d'une tisane laxative de séné , ce
qui n'a point empêché qu'il n'eût
quelques accès de goutte , mais ils
ne l'ont retenu dans sa chambre que
quelques jours. Chargé, il y a deux
ans, de présider une assemblée élec-
torale, il sentit un accès qu'il présu-
ma devoir être rigoureux et long ,
et me pria de lui donner le moyen
de vaquer aux affaires. Je le pur-
geai et lui administrai une once
de kinkina donné par demi - gros ;

de demi-heure en demi-heure : la goutte se dissipa : il ne lui resta qu'un léger sentiment de sensibilité qui auroit même disparu , s'il avoit pris la dose convenable , et il fut en état deux jours après ce médicament , de prendre la poste pour se rendre au lieu de ses occupations , où il n'éprouva aucun accident.

Quatrième observation. Le 6 février 1805 , je fus appelé près d'un cuisinier qui a deux fois dans l'année des paroxismes très-douloureux de goutte. Pendant la nuit , il avoit eu des douleurs atroces dans le périoste de l'os de la jambe, et le gros orteil du pied droit étoit rouge, gonflé , très-douloureux ; je lui ordonnai un demi gros de résine de jalap, un gros de scammonée , demi-once de syrop de diacode, 4 onces d'eau de canelle; il fut fortement purgé. J'ordonnai que trois heures après la purgation ou sur la fin de son effet, il prit, d'heure en heure, un gros de kina, jusqu'à une once et demie. Quelle fut ma surprise, lorsque, le lendemain, je le trouvai sorti pour ses occupations ; je lui ai ordonné une autre demi-once de kina en huit paquets, à prendre en trois jours. Depuis cette époque, il jouit d'une bonne santé.

Quatorzième observation. Je terminerai toutes ces observations par la suivante qui de plus en plus fait voir toute l'importance qu'on doit attacher au kinkina contre la goutte.

Mgr. F. D. N. C., président du premier corps de l'Etat, a coutume d'avoir tous les ans aux équinoxes du printems et d'au-

tomne

tomne, une vive attaque de goutte, celle du printems est la plus forte. Le 28 ventôse de cet an 13 (le 19 mars de cette année 1805), il fut attaqué, dans la nuit, d'une grande douleur au talon. Il voulut le matin se lever et s'occuper d'un discours, mais il fut pris tout-à-coup d'une envie de vomir et d'une défaillance et d'un évanouissement, ce qui alarma beaucoup tout ce qui l'environnoit; on vint me prier de me rendre précipitamment auprès de M. F. D. , etc. ; je le trouvai revenu de sa défaillance , mais éprouvant dans son lit les douleurs de la goutte au talon, avec gonflement , dureté et une extrême sensibilité. Il reconnut , comme moi , que c'étoit l'attaque ordinaire, du solstice du printems. Il étoit d'autant plus inquiet de ce pa-

V

roxisme de goutte, qu'il avoit à traiter le lendemain une affaire très-importante qui nécessitoit sa présence au Sénat, et que deux jours après sa sortie étoit également nécessaire. Je lui promis que quoiqu'au lit présentement et hors d'état de marcher, il seroit, le lendemain et les jours suivans, en état de vaquer, mais un peu péniblement, aux devoirs de sa place, et en effet il a pu remplir publiquement ses fonctions au grand étonnement de quelques personnes qui avoient eu connoissance de son attaque de goutte. Il étoit 8 heures du matin quand je le vis, je lui fis de suite appliquer au pied droit où se portoit la goutte, deux sangsues à chaque côté du tendon d'Achille, où existoit déja un gonflement très-douloureux : je fis

poser encore quatre autres sangsues à la racine des orteils du même
pied. Les sangsues gorgées de sang
et tombées, je fis envelopper le
pied de linges très-chauds : beaucoup de sang par ce moyen fut rendu; puis pendant le tems que le
sang couloit, je fis avant 9 heures, donner le purgatif suivant :
dans trois bouillons d'herbes, je
fis mettre deux gros de séné, deux
gros de sel de Glauber. Ces trois
bouillons furent pris à demi-heure
l'un de l'autre, et dans le premier
j'ajoutai une once et demie de syrop
de nerprun. A 11 heures et demie
du matin il y avoit eu deux évacuations copieuses ; alors sans m'in-
quiéter des autres, je commençai
à faire donner de demi-heure en
demi-heure un demi-gros de bon
kinkina rouge pulvérisé, et M. F.

continua ainsi de demi-heure en demi-heure jusqu'à ce qu'il eut pris une once et demie , ce qui l'occupa jusque dans la nuit. A la seizième prise il vomit le kinkina ; il passa le reste de la nuit sans éprouver de fortes douleurs , et le lendemain il fut en état de se rendre à l'auguste assemblée où l'appelloient ses importantes fonctions ; et deux jours après il s'est rendu à la cour impériale où son devoir l'appeloit.

Le kinkina a été continué à petites doses pendant plusieurs jours, et les fonctions publiques de Mgr. n'ont point été interrompues , comme elles l'auroient été infailliblement par toute autre méthode.

Il reste après cette administration du kina , quelquefois un léger malaise auquel on remédie facilement par l'usage des laxatifs unis au kina que l'on continue à petites doses pendant plusieurs jours.

Je pourrois citer un grand nombre d'observations pareilles, et d'après tout ce que j'ai vu de l'effet de ce médicament, j'assure qu'il ne peut jamais nuire même dans les accès de goutte les plus inflammatoires. Chez quelques sujets, il ne produit son effet qu'à très-grande dose telle qu'à deux et même à trois onces, comme l'ont vu les docteurs *Lemnos* et *Távares*, et j'avoue que je ne me suis jamais repenti que de n'avoir pas donné ce médicament à assez forte dose et d'une manière continue, suivant que la goutte est plus ou moins fixée dans l'économie.

J'ai encore observé que, quand

on a une fois donné ce remède ,
lorsque la goutte revient après quelque tems , il faut le redonner encore : alors les périodes de cette maladie s'éloignent de plus en plus.
De sorte que, par le moyen du laxatif que j'ai indiqué et donné, tous les
mois, ainsi que par le kinkina ,
ou peut assurer que la médecine
vient à bout de dompter la férocité
de cet ennemi de la santé. J'ai encore observé que ce remède agit
d'une manière d'autant plus mer-
veilleuse, que l'on diffère moins de
le donner après l'invasion du paroxisme.

Sixième observation. Attaqué moi-
même depuis plusieurs années d'u-
ne goutte vague , j'en eus, les premiers jours de mars de cette année
1805, un paroxisme violent qui se
porta sur les entrailles , sur la

vessie, sur les reins et dans l'articulation du pied droit : les douleurs étoient extrêmement vives ;
après les avoir endurées avec cou-
rage pendant trois jours, je résolus de prendre le kina, c'est pourquoi je pris un purgatif composé
de deux gros de séné, trois gros de
sel de Glauber, une once de manne et deux onces de syrop de nerprun. Je fus fortement purgé, et
malgré l'état fébrile et presqu'inflammatoire où je me trouvois, je
pris après la médecine et pendant
toute la nuit, à-peu-près une once
et demie de kinkina ; il me cau-
soit la plus extrême répugnance,
et la dernière prise me fit vomir
une grande quantité de bile. Je dor-
mis assez bien, et vers le matin et à
mon réveil je me trouvai sans douleurs, et me félicitant avec tous

ceux qui m'entouroient , de ma
guérison. J'ai coutume de prendre
une assez forte dose de café le matin ; je voullus m'en abstenir dans
l'intention d'éviter qu'il m'échauf-
fât. Je me fis donner un peu de
lait ; mais, à peine en eus-je pris
une petite tasse, que je sentis la
goutte se porter à l'estomac et me
causer une assez vive douleur même dans la poitrine ; ma respira-
tion devint difficile. Je sentis que
c'étoit le lait qui m'avoit produit
cet accident, et je recourus à ma
dose ordinaire de café, qui me
soulagea ; deux heures après je pris
un laxatif fait avec deux gros de
séné, deux gros de sel de Glauber dans deux verres de décoction
de fleurs de tilleul. Le soir je repris deux gros de kinkina ; mais
j'avoue qu'il me répugna tellement

que je n'en pris pas davantage. La goutte alors m'a laissé pendant plusieurs jours un sentiment de douleur sourde dans toutes les parties qu'elle a occupées ; mais un voyage de 5o lieues fait rapidement, partie en voiture, partie à cheval, a achevé de détruire cet accès, et ne m'en a laissé que de légers ressentimens auxquels j'oppose quelques moyens que je crois appropriés à ma situation, tels que des frictions d'un savon volatil, fait avec l'huile, le camphre, un ammoniac et une huile animale.

Ayant observé chez plusieurs malades, qui tous ont été soulagés par le kinkina (qui n'a nui à aucun) ; ayant, dis-je, observé que le plus souvent les urines étoient vertes, j'en voulus connoître la cause. Je me rendis chez M. Cadet

Gassicourt ; là je priai M. Valet, son associé, de me faire quelques expériences qui me servissent à découvrir la cause de cette couleur des urines. On commença par me faire une teinture aqueuse de ce même kinkina blond que je fais prendre chez lui ; je jetai dedans un peu d'acide phosphorique, et il ne se fit aucun changement : il ne s'en fit pas plus avec l'acide phosphoreux ; j'employai ensuite le prussiate de potasse ainsi que l'ammoniac, puis de la terre calcaire : la couleur ne changea pas. Je demandai de l'urée et de l'acide urique, mais comme il n'y en avoit pas dans le laboratoire, je me transportai dans celui de chimie de nos écoles ; là je mis dans cete même teinture de kinkina, de l'urée qui n'étoit pas tout-à-fait déggée de l'acide uri-

que, et un peu de phosphate calcaire avec un peu d'ammonia-
que, et alors j'obtins la couleur
verte des urines des goutteux ; ce
qui prouveroit que dans la goutte
il se dégage de l'urée et du phosphate calcaire , qu'il se fait par
conséquent une décomposition putride ; le quinquina agit donc en
arrêtant cette décomposition , laquelle précipite du phosphate calcaire , et qui se mêle à l'urée.

Il m'a toujours paru que le moyen
principal d'avancer les progrès de
la médecine et de lui donner le
plus grand degré de certitude possible, étoit de baser la pratique de
cet art sur les connoissances de
l'anatomie et de la chimie, et c'est
ce que dans ce petit opuscule j'ai
tâché de faire.

Fin de la seconde partie.

TROISIÈME

TROISIEME PARTIE.

Explication du siége de la goutte ; preuves qu'elle réside dans le systéme nerveux ; quelques apperçus d'anatomie comparée des nerfs dans l'homme et dans les animaux ; modifications que ce systéme éprouve chez l'homme en état social: ce qui en résulte pour sa santé ; ses sensations et son entendement.

LES plus grands médecins se sont accordés à regarder la goutte comme l'effet d'un désordre dans le système des nerfs ; mais quelle est la nature de ce désordre? Les notions ne sont point encore bien éclaircies sur ce sujet. Les plus grands médecins ;

X

lorsqu'ils ont été affectés de la goutte, ont établi, d'après leur propre sentiment, son siége dans le système nerveux ; aussi *Sydenham, Boërhaave, Cullen*, ces pères de la médecine, ont observé d'après eux-mêmes cette maladie, et l'ont considérée comme existante dans les nerfs. *Sydenham* sur-tout, qui s'est attaché, d'après son propre sentiment, à la décrire, observe qu'avant son invasion il y a une altération dans tout le système nerveux, ou plus ou moins sensible ; toutes les secrétions sont troublées et altérées. Il y a une légère décomposition même dans les principes de l'insensible transpiration : ce sont sur-tout les nerfs précordiaux qui causent un sentiment ou plus ou moins sensible. On sent un gonflement dans toute l'écobmie ; l'estomac est troublé dans toutes ses fonctions. *Boërhaave* ne regarde les paroxismes de la goutte que comme les symptômes d'une affection générale propre aux nerfs.

Cullen, en méditant longtems sur cette maladie, l'attribue à un état particulier des solides constituans le système nerveux ; et de cet état des solides nerveux, l'affection passe, selon lui, au système sanguin et lymphatique des membranes des nerfs.

Il est à observer que lors de l'accès de la goutte, les veines se dilatent, et cette dilatation est due, comme je le prouverai dans mon Traité de la secrétion du lait, à un mouvement inverse dans les capillaires veineux.

Coutouni est le premier qui dans son Traité de la sciatique nerveuse,

ait commencé à éclaircir cette importante matiére. Il a vu, le premier, qu'il se fait une secrétion
dans l'intérieur des nerfs, sous leur
enveloppe, mais il ne s'est attaché
qu'à la sciatique nerveuse et n'a pas
généralisé son idée sur la goutte.
Mais *Reïl* a suivi avec un grand
soin les travaux de *Coutouni* sur la
structure de l'enveloppe des nerfs;
il a mieux vu l'ensemble de cette
enveloppe dans tout le système
nerveux; il a aussi considéré la
structure de cette enveloppe membraneuse des nerfs, mais il n'a pas
même eu la pensée, comme *Coutouni*, de s'occuper de l'état ma-
ladif de ces enveloppes, dans la
goutte.

Il faut convenir que nous sommes encore peu avancés dans la
connoissance de l'organisation des

nerfs, et encore moins dans leurs fonctions ; néanmoins si on rassemble tout ce que nous avons d'acquis sur les nerfs en général et en particulier, sur-tout sur leur pulpe, sur la membrane qui l'enveloppe, sur les vaisseaux sanguins et lymphatiques de cette membrane, sur les secrétions, on se trouvera déja riche de connoissances en ce genre. Ce système de notre économie qui est celui qui contient capitalement le principe de la vie, a été très-peu cultivé ; c'est cependant la partie qu'il nous importe le plus de défricher, pour arriver à connoître l'homme sous tous ses rapports : on en aura ci-après la preuve.

Les nerfs ne sont point des organes aussi simples qu'on l'avoit cru d'abord. Les nerfs, proprement dits, sont des fils blancs d'un luisant argentin , dont la division échappe à nos sens et à nos instrumens : ces fils sont entourés de plus ou moins de pulpe ; il sont renfermés dans une enveloppe membraneuse qu'on a prise pour le nerf même , quoiqu'elle ne le soit pas : sur cette enveloppe sont des vaisseaux artériels et lymphatiques. Cette enveloppe est plus ou moins lâche, plus ou moins séparable du nerf même ; et dans l'intérieur de cette enveloppe il se fait une secrétion dont nous parlerons ci-après.

Cette enveloppe est différente dans l'homme et dans la femme ; dans l'enfant, dans l'adulte et dans le vieillard ; dans l'homme blanc et dans l'homme noir ; dans l'espèce humaine et dans les animaux : ces différences en produisent de grandes dans les fonctions vitales.

Chez les uns l'enveloppe est plus épaisse, plus serrée; chez les autres elle est plus lâche; l'un a plus de pulpe nerveuse, l'autre plus d'enveloppe membraneuse, et ces différences en emportent de très-grandes entre les individus de différente espèce, et même des différences très-grandes dans la même espèce.

Si, d'après ces considérations exactes sur les différentes parties constituantes du système des nerfs, on se rend raison d'un grand nombre de phénomènes de la vie, de ceux même des sensations, et enfin des effets de la goutte, notre objet ici capital, combien ne doit-on pas redoubler d'efforts pour étudier ce système dans tous ses détails et dans tous ses rapports (1)?

____

(1) Pour faciliter l'étude de ce système,

Coutouni, dans son Traité de la sciatique nerveuse, a démontré que

—————————————————

je le divise en système du cerveau, système du cervelet ; système de la moelle épineuse : système des nerfs des sens : système des nerfs de la face et de la tête lesquels unissent entre eux les sens : en système des nerfs sympathiques, c'est le système des appétences et des répugnances, enfin en système des nerfs de la locomotion, puis on distingue la pulpe des nerfs de leurs membranes ; je distingue le système des vaisseaux sanguins des nerfs et celui des lymphatiques : ces vaisseaux font secrétion et à l'intérieur et à l'extérieur des nerfs. Ces différens systèmes exigent chacun une étude spéciale : néanmoins tous ont entre eux des rapports. Cette division peut singulièrement favoriser la connoissance de ce système et de ses fonctions. La nature est tout-à-la-fois et simple et multiple, et l'on ne sauroit trop se pénétrer de cette importante vérité quand on veut connoître le mécanisme de ses opérations, On pourroit encore dans cette division distinguer le système des nerfs articulaires et cutanés. En étudiant ainsi chaque partie de ce système, dans cette goutte sciatique, l'enveloppe des nerfs est gorgée de sang, et qu'à l'intérieur de ces mêmes nerfs il y a un épanchement de sérosité. Mais on peut reprocher à *Coutouni* de s'être arrêté en chemin, et de n'avoir pas porté sur tout le système nerveux les mêmes vues qu'il a portées sur le nerf sciatique; s'il eût poursuivi ses recherches dans la vue de découvrir la cause et le siége de la goutte podagre et chiragre, il eût avancé, beaucoup les progrès sur cette partie intéressante de la médecine.

Reïl n'a fait que commenter

---

comme ayant sa fonction propre, puis sa fonction relative à tout ce système dont on doit considérer l'ensemble, on se rendra raison des phénomènes de la vie et même de ceux des sensations.

le travail de *Coutouni* ; il s'est attaché plus spécialement que lui à
l'étude de tout le système de l'enveloppe des nerfs, mais il a négligé
la secrétion aqueuse de ce systême.

Reïl a très-bien observé que
les enveloppes des nerfs sont différentes en différens lieux, tant par
leur épaisseur que par leur laxité.
On a cru que les membranes du
cerveau étoient l'origine commune
de toutes les membranes de l'économie ; il sembloit que du cerveau
ces membranes étoient déroulées
comme une pièce de toile ; mais
Reïl observant, le scapel à la
main, a vu que les membranes
étoient quelquefois plus épaisses
que celles dont elles sembloient
dériver ; alors il a établi, comme
un principe, que les membranes
ne dérivent pas les unes des autres,

quoiqu'elles soient en rapport les unes avec les autres ; elles s'organisent spécialement dans le lieu où elles existent, ce qui rend raison pourquoi les enveloppes ont différentes épaisseurs en différens lieux, et comment un nerf devient plus gros ou plus mince que celui dont il semble être la suite.

Reïl a vu ce systême d'une manière toute anatomique ; mais il l'avoit tellement observé, qu'il dit que chaque partie de ce systême a une organisation si spéciale, que lorsqu'on l'a bien étudié, en considérant un nerf d'une médiocre grosseur, on peut dire à quelle partie il appartient, tant il est vrai que chaque partie est spécialement constituée et organisée distincte d'une autre.

Nous avons observé, comme

Reïl, que quand la membrane qui enveloppe les filets nerveux se relâche, alors il y a plus de pulpe dans ces même filets nerveux : observation bien importante, car la sensibilité dépend de la pulpe des nerfs, et la mobilité et la force dépendent de l'énergie de l'enveloppe, comme on le verra ci-après.

Les animaux les plus forts et les plus robustes ont le systême de l'enveloppe nerveuse prédominant de beaucoup leur pulpe, tandis que les animaux foibles ont l'enveloppe mince, molle, relâchée, mais aussi la pulpe plus abondante.

Nous avons vu que *Reïl* a observé la différente épaisseur des membranes dans différentes portions de ce systême, et que de fortes épaisseurs dérivent quelquefois d'une partie frêle et très - mince. *Boërhaave*

haave croyoit que lles extrémités des membranes des nerfs pouvoient se développer en s'épaississant, et il disoit que les extrémités membraneuses des nerfs formoient les ongles et les poils : cette opinion mérite un examen anatomique ultérieur.

L'anatomie comparée dans la baleine montre les filets nerveux argentins se développant à leurs extrémités en pinceaux; mais les extrémités des enveloppes des nerfs s'organisent-elles chez elle en ligamens et en membranes, ou sont-elles en communication directe ? C'est ce qu'on ne peut découvrir que dans ces grands animaux. Au reste, ce n'est qu'un apperçu auquel les phénomènes des maladies conduisent, en attendant que l'anatomie des nerfs des animaux énormes

en donne la preuve : c'étoit là d'ailleurs l'opinion d'*Hippocrate.*

Développons de plus en plus
quelque chose et de la structure et de
la secrétion des enveloppes des nerfs ;
cela est nécessaire pour expliquer les
phénomènes de la goutte.

Le cerveau est recouvert par une
membrane qu'on appelle dure-mère ; sur cette membrane rampent
un grand nombre de vaisseaux sanguins et lymphatiques ; à l'intérieur
de cette membrane, c'est-à-dire du
côté du cerveau, il se fait une secrétion d'une vapeur aqueuse, qui
est repompée par des vaisseaux absorbans.

Dans tous les replis et anfrac-
tuosités du cerveau, règne une membrane beaucoup plus mince, qu'on
appelle la pie-mère, laquelle secrète
une vapeur ou sérosité extrême-

ment limpide , et c'est cette secrétion séreuse entre les replis
du cerveau qui les rend séparables
les uns des autres.

Il est probable que le lacis de
vaisseaux artériels appelé plexus
carotidien , secrète aussi beaucoup
de sérosité dans les ventricules du
cerveau , comme le font toutes les
artères à leurs extrémités.

La moelle épinière composée de
filets argentins , est également enveloppée d'une membrane qui secrète
une vapeur aqueuse.

Cette vapeur secrétée de toutes
les membranes du cerveau et de
celle de la moelle épinière et de celle
de tous les nerfs, se résout en eau
lorsque le calorique qui la tenoit
en dissolution s'évapore ; de là vient
que l'on trouve de l'eau entre la
dure et la pie-mère et dans les ven-

tricules du cerveau , et entre l'enveloppe de la colonne épinière , et
quelquefois entre les enveloppes
des nerfs , dans les maladies de re-
froidissement et après la mort.

Si on coupe la tête du cadavre
d'un homme âgé , mort à la suite
d'une maladie un peu longue , au
moyen de la section faite à la première vertèbre du cou , il sort beaucoup d'eau de la tête par cette section , alors on n'en trouve plus
dans les ventricules du cerveau , et
la dure-mère est alors affaissée sur
le cerveau. Si au lieu de faire la
section de la tête à la première
vertèbre du cou , on la pratique à
la partie inférieure de la colonne
épinière au-dessus du sacrum , il
s'échappe par cette issue beaucoup
d'eau et on n'en trouve plus dans
le cerveau , mais à la place on trou-

ve des bulles d'air entre l'arach-
noïde. On obtient par cette section
jusqu'à quatre et cinq onces d'eau,
et si on met debout le cadavre,
qu'on le secoue et qu'on fasse quelques percussions sur la tête, on
voit l'eau sortir en grande abondance. Plus l'agonie qui précède
la mort a été longue, plus on trouve d'eau dans les ventricules et sous
l'enveloppe de la moelle épinière.

Dans le fœtus ainsi que dans
l'enfant, il y a moins d'espace entre le cerveau et son enveloppe,
entre la moelle épinière et son enveloppe, c'est pourquoi si l'on répète cette expérience sur les cadavres des enfans, il ne découle que
peu d'eau et encore lentement,
et même cette eau est une sérosité
sanguinolente. Mais chez les enfans morts à la suite d'un long ma-

rasme ou d'une affection rachiti-
tique et écrouelleuse , j'ai trouvé
une plus grande quantité de cette
sérosité qui alors n'étoit pas sanguinolente.

L'espace qui se trouve entre le
cerveau et la dure-mère, devient
d'autant plus grand qu'on avance
plus en âge ou que l'on est mort à la
suite d'un plus long marasme; ainsi
dans les vieillards, cet espace étant
plus grand que chez les enfans ,
la secrétion de cette sérosité , que
les anciens appeloient pituite, est
abondante; mais cette secrétion a
moins lieu chez les enfans. Dans
l'homme , et sur-tout dans les animaux vivans et bien portans, cette
secrétion n'est pas perceptible, ce
n'est alors qu'une simple vapeur
aqueuse que le calorique tient en
dissolution et qui se manifeste en

sérosité très-limpide par la perte de ce calorique.

Chez les animaux quadrupèdes, l'enveloppe membraneuse est plus serrée sur le cerveau et sur la moelle épinière, et le système pulpeux interne est moins abondant ; mais le système membraneux de l'enveloppe est plus énergique : aussi chez les animaux sains et nouvellement tués, on ne trouve point cette sérosité ; les membranes ne la secrètent qu'autant qu'elles sont très-lâches ; et même chez ces animaux, quand ils sont morts de maladie, on trouve en proportion bien moins de cette sérosité que chez l'homme.

Si l'on coupe la tête de la baleine, au lieu de sérosité, il découle de son cerveau et de l'enveloppe de sa moelle épinière des quantités considérables d'huile limpide, dit

Valmont deBomare : ce fait et l'ana-tomie du cerveau de ce grand ani-mal , méritent une attention toute spéciale.

Tous les nerfs ont comme le cer-veau et la moelle épinière , une enveloppe qui leur est propre , et cette enveloppe fait une secrétion. Cette enveloppe s'amplifie ou se resserre plus ou moins sur les fibres argentines , filamenteuses et pul-peuses des nerfs.

Reïl, dans son Anatomie des nerfs , a démontré que quand la membrane des nerfs s'amplifie et se relâche, les filets nerveux étant alors plus à l'aise, ils reçoivent plus de pulpe. Il a démontré, d'après *Coutouni,* que l'enveloppe des nerfs est plus lâche dans les endroits où les nerfs sont libres et moins recou-verts, et sur-tout par des muscles qui les compriment : observation très-importante.

Dans la colonne épinière, à la région lombaire, l'enveloppe, l'étui de la moelle épinière s'amplifie ; les nerfs sont là plus à l'aisè, plus pulpeux; de là vient que chez les enfans, à l'époque de la dentition, s'il y a des convulsions produites par l'engorgement du cerveau, il se fait une fluxion et une précipitation de sérosité du cerveau dans le lieu de cette expansion de la moelle épinière et de son enveloppe, et cet engorgement porté vers cette partie produit quelquefois paralysie des extrémités inférieures : je connois plusieurs exemples de cette paralysie survenue dans l'enfance, lors de la dentition: il s'est fait une fluxion du cerveau, sur la partie inférieure de la colonne épinière, ce qui a fait une paralysie des extrémités, laquelle est incurable quand on n'y a pas remédié dans son principe.

On ne peut douter que cette sérosité qui descend du cerveau et de la colonne épinière, n'existe dans tout le système nerveux en état de vapeur extraordinairement subtile, et même que cette vapeur ne passe par-dessous les ganglions, car j'ai injecté avec de l'eau tiède les artères voisines des nerfs, et j'ai trouvé les gaines des nerfs injectées d'un peu d'eau, et les filets nerveux plus séparables de la membrane qui les enveloppe ; et en injectant de l'eau tiède sous l'enveloppe des nerfs de l'épine, je l'ai fait passer sous les ganglions ; et si, sous ces membranes des nerfs, qui sont plus resserrées sur les ganglions, on injecte du mercure, il traverse et passe les membranes de ces ganglions ; par conséquent une vapeur très - atténuée peut franchir l'obstacle que leur resserrement oppose.

Ainsi cette sérosité, qui est secrétée par toutes les membranes du cerveau et probablement par le plexus carotidien, descend en état de vapeur dans tout le système nerveux, et va s'y atténuant de plus en plus et s'échappant par les extrémités des nerfs de toute la surface de l'économie, mais sur-tout vers les articulations qu'on a découvert être les parties les plus perspirables de l'économie ; aussi l'enveloppe des nerfs qui vont aux articulations est plus lâche ; ces nerfs des articulations ont aussi sensiblement sur leur enveloppe plus d'artères que les autres , comme le prouvent de fines injections.

Cette secrétion de sérosité est ce que les anciens appeloient la pituite dont on trouve la circulation assez bien décrite dans *Hippocrate* , sur-tout dans son livre *de locis in homine* ; et cette pituite a son origine première dans le cerveau ; elle est secrétée par les membranes du cerveau , de l'intérieur de la colonne épinière et des nerfs : les artères sont nombreuses sur cette même enveloppe des nerfs , plus nombreuses encore sur les enveloppes des nerfs qui vont aux articulations.

Cette eau qui se secrète dans le cerveau et sous toutes les membranes des nerfs , va se vaporisant de plus en plus; elle suit la loi physique observée dans l'évaporation de toutes

les

les matières. A force de s'atténuer,
les matières divisées se réduisent
à leurs élémens constituans ; de
sorte que les nerfs qui, à leurs
extrémités, se résolvent en pinceaux, finissent par secréter par
leurs membranes cette eau ré-
duite en ses élémens constituans :
c'est là la matière en partie de l'insensible transpiration.

Coutouni avoit déja observé que
dans la goutte sciatique les enveloppes des différentes ramifica-
tions du nerf sciatique naturellement relâchées étoient plus lâches
encore que dans l'état naturel, et
que sous ces enveloppes on trou-
voit alors beaucoup de sérosité.

M. *Geraud*, chirurgien en second
de l'Hôtel-Dieu de Paris, a trouvé
dans plusieurs cadavres morts à la
suite de la sciatique nerveuse, cette

même sérosité sous l'enveloppe des nerfs, et sur cette enveloppe, d'espace en espace, il a vu de petits tubercules semblables à des varices de vaisseaux blancs, cela dans le trajet du nerf, mais sur-tout sur l'enveloppe de ceux qui alloient aux articulations; il a vu plus de vaisseaux sanguins.

Dans toutes les maladies convulsives on a observé que les nerfs qui se rendoient aux parties affectées de convulsions étoient manifestement plus gros.

Dans les hydropisies j'ai observé les gaines des nerfs plus mobiles sur les nerfs, et j'ai vu de la sérosité sous ces gaines.

Le professeur de clinique, M. *Corvisart*, dans les maladies du cœur, a observé les nerfs cardiaques plus gros. Quant à moi, j'ai observé dans un homme qui mourut d'hydropisie à la suite de la goutte, qui avoit toujours séjourné au pied, que les nerfs des extrémités inférieures étoient sensiblement plus gros, que leur membrane plus molle, se soulevoit à la pointe du scapel, et qu'il y avoit entre cette membrane et les filets nerveux de la sérosité.

Dans toutes les névralgies, dans toutes les convulsions, le professeur d'anatomie et de physiologie, M. *Chaussier* a observé les nerfs sensiblement plus gros que de coutume, plus pulpeux, et leur enveloppe plus molle.

D'après toutes ces données on peut considérer la goutte comme une fluxion dépendante de l'état de laxité de l'enveloppe de tous les nerfs : laxité naturellement plus grande aux extrémités inférieures,

et plus grande vers les articulations,
et plus grande dans tous les nerfs
qui ne sont pas recouverts et com-
primés par des muscles, et cette
laxité permet une secrétion plus
abondante à l'intérieur des nerfs.

Les nerfs sont des fils argentins
dont la divisibilité dernière échappe
à tous nos sens ; leurs fils sont entourés d'une pulpe : cette pulpe est
le siége ou l'organe de la sensibilité,
tandis que l'enveloppe membraneuse est l'organe de la motilité.

La motilité de l'enveloppe projette du dedans au dehors un élément de vie, le mouvement ; tandis que la pulpe établit le mouvement en sens contraire du dehors au
dedans : ce qui constitue la sensibilité, la sensation. Nous allons revenir à ces deux points importans
de l'action des nerfs et nous prou-

verons que le systême membraneux ou de l'enveloppe des nerfs est le systême de la force, de la motilité externe projetée, et que le systême pulpeux est le systême de la sensibilité ou motilité interne ou réfléchie.

On pourroit ici considérer les enveloppes membraneuses des nerfs comme allant fournir le périoste des os, les membranes, les tendons des muscles; mais nous n'avons point encore de preuves ou plutôt d'instrumens propres à prouver cette terminaison, l'induction seule l'indique, sur-tout si l'on considère que les enveloppes des nerfs se terminent en ongles et en poils, et pourquoi pas en membranes en ligamens, en tendons, en périoste.

Ce qui nous a toujours trompé

en anatomie, c'est que nous avons voulu voir les membranes comme une toile qui s'alonge et qui s'amincit, se déroule en s'avançant. *Reïl* nous a aidé à sortir de cette erreur en nous disant que l'enveloppe se forme en chaque lieu et qu'elle est quelquefois plus épaisse dans l'endroit où elle paroîtroit devoir s'amincir en paroissant dériver d'une partie supérieure très-mince.

Revenons à la goutte ; elle dépend de l'état inné des enveloppes des nerfs, du relâchement de ces enveloppes, ou de la quantité de sang artériel ou de lymphe qui se porte sur ces enveloppes plus ou moins relâchées ; de la quantité de pituite qui se secrète dans l'intérieur de ces enveloppes ; de la nature plus ou moins saline de cette pituite : secrétion mieux observée chez les anciens que chez les modernes, et dont ils placèrent, avec raison, l'origine dans le cerveau, et qui, aujourd'hui, se démontre dans l'enveloppe membraneuse de tous les nerfs, et dans les unes plus spécialement que dans les autres.

D'après cette structure, on voit pourquoi les enfans ne sont point sujets à la goutte, tandis qu'elle est familière chez les vieillards. Les enveloppes membraneuses des nerfs des enfans sont plus appliquées sur le cerveau, sur les filets nerveux et sur leur pulpe, tandis que chez les vieillards cette enveloppe est plus lâche; d'où résulte la secrétion de plus de pituite, tandis que dans le moyen âge, la pulpe est très-abondante et que l'enveloppe n'a qu'une laxité médiocre : c'est l'âge moyen ou l'âge de l'équilibre.

Si on considère le manœuvre, l'homme de peine, et tous ceux qui font beaucoup de motilité, il est facile au simple aspect de distinguer que les enveloppes de leurs nerfs sont plus solides et qu'on ne peut les soulever au scapel.

La force, le mouvement projectile des nerfs appartiennent donc à cette enveloppe, comme le mouvement réfléchi, la sensation, la pensée appartiennent à la pulpe qui est affectée par les objets externes. Dans les parties qui se carnifient, les nerfs deviennent plus pulpeux par le relâchement des membranes, et ces parties acquièrent de la sensibilité.

Ayant ouvert plusieurs cadavres

de nègres, j'ai trouvé une très-grande différence entre les enveloppes de leur cerveau et ces mêmes enveloppes dans l'homme blanc. Dans l'homme noir, les enveloppes sont sensiblement plus solides, plus épaisses et plus étroitement appliquées sur le cerveau ; mais la pulpe nerveuse est moins abondante ; de là ils ont moins de sensibilité, moins d'aptitude aux sensations réfléchies, moins de mémoire ; mais ils sont plus mobiles, constitués plus forts par les membranes de leurs nerfs ; leurs muscles sont sensiblement plus tendineux que ceux de l'homme blanc ; de là des maladies plus spécialement attachées à cette espèce, sur-tout le tétanos.

Lorsqu'on observe les nerfs des quadrupèdes, soit de ceux qui exercent des mouvemens rapides, ou de ceux qui, par des mouvemens très-lents, exercent une grande force et traînent de lourds fardeaux, si l'on observe leurs nerfs et qu'on les compare à ceux de l'homme, on voit que pár proportion l'enveloppe en est plus forte, plus épaisse ; elle paroît presque intimément unie aux filets nerveux, lesquels, à l'œil même, paroissent contenir moins de pulpe. Aussi lorsqu'on fait la section de la tête de ces animaux, soit à la nuque, soit à l'extrémité de la colonne épinière, il n'en sort presque point de sérosité, comme il arrive dans l'espèce humaine, sur-tout dans l'espèce blanche, et sur-tout quand elle est affoiblie.

Dans l'espèce humaine, l'homme noir a donc très-évidemment l'enveloppe des nerfs plus forte et la partie pulpeuse moins abondante ; tout le système membraneux est plus épais ; son tissu est plus serré que chez l'homme blanc ; les enveloppes des muscles sont plus fortes, les tendons des muscles plus longs ; mais les nerfs ont moins de pulpe.

Dans l'espèce blanche, l'homme a plus de pulpe ; mais celui qui est livré aux travaux du corps, ou qui porte des fardeaux, a les nerfs par proportion plus gros que les autres de son espèce, et a moins de pulpe : cela s'observe chez ceux qui exercent spécialement un membre. Ainsi comparez les nerfs du bras d'un garçon boulanger, les nerfs de la cuisse avec laquelle le potier tourne sa roue, et vous verrez que ces nerfs sont sensiblement plus gros que ceux d'un homme pareil qui n'exerce point ses membres.

Mais en proportion que le nerf est plus gros et que son enveloppe est plus énergique, cette enveloppe avec le scapel se sépare moins des filets nerveux qui contiennent la pulpe, et celle-ci est moins abondante, tandis qu'elle l'est davantage quand l'enveloppe est moins épaisse et qu'elle est plus relâchée.

Chez l'homme qui, en société, ne se livre à aucun travail, l'enveloppe des nerfs est sensiblement plus lâche, et l'on peut la soulever avec le scapel : par de fines injections, les artères relâchées sur cette membrane se gorgent plus aisément que chez d'autres de la matière injectée, ce qui indique que ces artères sont plus lâches, plus susceptibles d'engorgement.

Le systême général de l'enve-

loppe

(277)

loppe des nerfs correspond avec
le système de toutes les membranes,
tellement qu'on est conduit comme
malgré soi, d'après un examen
très-attentif et d'après un grand
rassemblement de faits, à considérer toutes les membranes et leur
réunion en tendons, comme une
continuité et un renflement de
l'enveloppe des nerfs ; et cette
considération ramène à l'opinion
d'*Hippocrate*, qui regarde quelquefois les membranes et les tendons
comme appartenant aux nerfs.

On peut encore ajouter que l'irritation portée sur les membranes se communique manifestement
à l'enveloppe des nerfs, de même
que l'irritation portée sur l'enveloppe des nerfs se communique à
tout le système des membranes ;
c'est ce qu'on observe dans le té-

tanos, maladie dans laquelle tout
le systême membraneux musculaire entre en rigidité, en contrac-
tion, soit qu'une membrane ait
été piquée, ou que cette même
piqûre ait été faite sur l'enveloppe
d'un nerf ; et cette affection générale du systême membraneux
arrive plus spécialement chez les
individus et chez les espèces en
qui le systême de l'enveloppe des
nerfs et des autres membranes est
plus énergique.

Mais si cette enveloppe des nerfs
peut être affectée généralement de
trop de contractilité, ainsi que tout
le systême membraneux, souvent,
au contraire, un défaut de ton,
un relâchement produit un engorgement dans le tissu du nerf ; les
artères qui le composent produisent
une secrétion séreuse trop abon-

dante : or, ces phénomènes ont été
observés par différens anatomistes
et par moi-même dans les convulsions, dans l'hydropisie, dans les
névralgies et dans la goutte.

Les différentes parties constituantes de l'enveloppe ont été trouvées
différentes de leur état naturel,
mais cette anatomie, que l'on pourroit appeler métaphysique, n'a été
observée que par des hommes studieux et observateurs, et les différens phénomènes n'ont point en-
core été recueillis, liés et réunis
pour composer un corps de doc-
trine tel que celui que j'indique
ici; c'est par une réunion de faits
isolés qu'une anatomie comparée
des nerfs révélera un grand nombre de mystères cachés de la vie.

Les enveloppes des nerfs peuvent
donc être plus ou moins énergiques,

et susceptibles de plus ou moins de contractilité, de plus ou moins de laxité, de plus ou moins d'engorgement sanguin, selon l'organisation spéciale des espèces et même des individus.

Parlons actuellement de la pulpe des nerfs. Cette pulpe des nerfs, comme l'ont observé les plus grands anatomistes, et comme je l'ai moi-même remarqué, est en raison contraire de l'énergie membraneuse du nerf ; mais dans la même espèce, les uns ont reçu de la nature plus de cette pulpe que les autres, et cette pulpe est le présent le plus précieux et le plus merveilleux que la nature ait fait à l'homme.

J'ai observé qu'en comparant le cerveau des animaux qui ont une extrême mobilité, avec le cerveau de l'homme, celui de ces animaux mobiles a par proportion plus de substance grise et corticalle et moins de substance blanche que celui de l'homme.

Cette même observation, je l'ai faite sur le cerveau des noirs comparé à celui des blancs : les hommes blancs ont beaucoup plus de substance blanche ; mais dans l'espèce blanche, la partie médullaire blanche, est plus abondante chez certains hommes, que chez d'autres. Ce fait, d'un intérêt majeur pour découvrir quelques-uns des mystères de la, vie n'avoit point échappé à *Vicq-d'Azir*, qui n'en a tiré aucune conclusión : il avoit mesuré les corps canelés du cerveau qui contiennent la pulpe nerveuse ; il avoit trouvé cette substance blanche d'un cinquième plus ample et plus longue chez les uns que chez les autres.

Aa 3

J'ai également considéré dans les animaux le nombre des nerfs qui lient entre eux les sens de la vue, de l'ouïe et de la voix. J'ai trouvé que ces nerfs sont d'autant plus nombreux que les animaux sont plus parfaits et plus intelligens ; que nul être dans la nature n'a reçu à la face le même nombre de nerfs que l'homme, et que ces nerfs sont d'autant moins nombreux que les animaux ont moins d'intelligence, et qu'ils lient moins de sensations entre elles et de mémoires de sensations ; mais cette importante matière appartient à un autre objet, ce sera le sujet d'un ouvrage spécial.

La pulpe des nerfs est affectée par les objets extérieurs, et le mouvement qui est produit en elle est dans une direction contraire à celui que projette l'enveloppe des nerfs.

Par l'enveloppe des nerfs et par tout le système membraneux et musculaire le mouvement est projeté hors de l'économie , sans être senti; tandis que par la pulpe, le mouvement est réfléchi et senti , ce qui produit sensation et sensibilité; ensorte que par l'enveloppe des nerfs ou par leur partie la plus externe membraneuse, le mouvement est projeté , et par la pulpe le mouvement est réfléchi et senti à l'intérieur; et la vie se compose de ces deux sortes d'action et de mouvement, l'un projectile et l'autre réfléchi, mais dans des proportions différentes entre elles. On trouve dans toute la nature et dans l'étude de la physique cette double action , et l'étude des loix des corps

qui contiennent dans leur atmosphère le mouvement projectile et
le mouvement réfléchi, servira à
développer les loix de la vie. Il n'y
a point de mouvement projectile
sans une petite portion de mouvement réfléchi.

Cette distinction de la pulpe des
nerfs et de la membrane des nerfs,
cette différence d'action motrice de
l'une et de l'autre n'avoit pas, je
pense, encore été développée avant
moi, et je n'ai vu encore nulle part
qu'on ait bien distingué les maladies
de l'enveloppe des nerfs et celles de
la pulpe. Je crois avoir fait remar-
quer, le premier, les maladies et
l'altération de cette pulpe organe de
sensibilité ; et ce qui ne sembloit
n'être qu'une hypothèse, peut être
réduit en un axiôme démontré par
un fait : l'étude de la goutte peut

servir à mieux connoître les maladies et de l'enveloppe nerveuse et
de la pulpe nerveuse.

Dans mon Histoire naturelle de
la grossesse que je publiai en 1787,
j'exposai l'observation suivante que
je vais rapporter ici, vu que cet ouvrage est très-rare : cette observation mettra sur la voie, ainsi que
l'ouvrage actuel, pour bien distinguer les maladies qui appartiennent
ou à l'enveloppe des nerfs ou à leur
pulpe.

On vit à l'Hôtel-Dieu de Paris,
il y a quelques années, une femme
de 40 ans qui avoit perdu au retour
d'âge tout sentiment. On portoit le
fer et le feu sur toutes les parties de
son corps, sans qu'elle en reçut la
moindre impression. Néanmoins
elle conservoit le mouvement projectile ; elle se tournoit ; elle re-

gardoit ce qui l'entouroit, ployoit ses membres, mais comme une pure machine, car tout sentiment physique et moral étoit absolument éteint ; le mouvement lui-même sembloit de tems en tems s'anéantir ; on le rallumoit en la saignant du pied. Elle succomba.

Une foule d'observations m'ont conduit à ce principe que j'ai déja établi ; savoir, que nos opérations sont d'autant plus intérieures, qu'elles sont plus parfaites. Le principe du mouvement me parut exister dans l'écorce du cerveau et dans tout l'extérieur des nerfs. Le sentiment, opération la plus parfaite, se passe, je pense, dans leur pulpe ; c'est pourquoi il étoit pour moi de la plus grande importance d'obtenir l'ouverture du cadavre de cette femme, pour observer la pulpe du cerveau qui, d'après mes principes, devoit être altérée.

Je m'adressai à un médecin, alors en exercice à cet hôpital ; mais l'autorité des médecins est si légère à l'Hôtel - Dieu de Paris, qu'il fut bien difficile de me procurer l'ouverture du cadavre. J'y parvins cependant.

L'ouverture du cadavre offrit une matière sanieuse dans le corps calleux du cerveau. Toute la substance pulpeuse du cerveau, du cervelet et de la moelle alongée étoit altérée dans sa couleur, et probablement dans ses principes, et même jusques aux points pulpeux du nerf sciatique étoient gris ; mais la substance corticale de tout ce système n'offroit pas la plus légère altération ; ce qui me confirme de plus en plus que le sentiment au moral comme au physique est une opération de la pulpe nerveuse, tandis que le mouvement est une opération de la substance corticale ; ces vues m'ont servi à établir quelquefois le pronostic des affections nerveuses, quand il y a beaucoup de sensibilité avec peu ou avec excès de mobilité, le pronostic est bien moins fâcheux dans ce dernier cas que quand la sensibilité est presque éteinte, soit au physique, soit au moral.

J'ai quelquefois remarqué que la sensibilité se ranime, que la mobilité reparoît, que les opérations renaissent, se rallument de la pulpe des nerfs comme de leur foyer, ce qui indique que la vitalité s'est augmentée et réveillée dans la pulpe des nerfs où elle réside capitalement : de là l'espoir de guérison.

D'après

D'après cette observation, il est facile de se rendre compte comment et pourquoi dans les paralysies il y a tantôt perte de mouvement et non de sentiment, tandis que dans d'autres il y a perte de sentiment et non de mouvement; c'est que dans le premier cas l'affection est dans l'enveloppe nerveuse ; et que dans le second cas elle est dans la pulpe.

Que d'observations de ce genre on pourroit faire dans cet hôpital , pour étudier et révéler le secret des fonctions étonnantes et des nerfs et du cerveau, d'après lesquelles il seroit créé un art et des principes certains pour augmenter et perfectionner la pulpe nerveuse , pulpe qui reçoit différemment, par ses divers développemens dans les sens, les impressions diverses des objets extérieurs : ce sont ces impressions, ces

B b

mouvemens invisibles mais réels, qui constituent les sensations diffé- rentes dont l'harmonie produit l'in- telligence.

Les sensations des animaux ne sont que des mouvemens réfléchis et dans la partie atmosphérique, et dans la partie radicale pulpeuse des nerfs ; cette pulpe a un orbe, une atmosphère active dont l'aimant et l'électricité donnent une foible mais réelle image. De même que l'appro- che et les émanations de certains corps mettent en action et consom- ment une partie de l'atmosphère des corps inanimés électrisés, de même l'approche et les émanations seules des divers élémens, des diverses ma- tières de la nature, par leur con- tact avec des atmosphères nerveuses, causent perte, détonation d'une partie de cette atmosphère, et produisent, mouvement réfléchi dans la pulpe.

Suivant les diverses expansions et nudités de cette pulpe, dans chaque sens, son atmosphère est sensible à des matières différentes. Sur un sens, c'est l'élément lumineux qui produit cette détonation et réflexion; sur un autre sens, c'est un être moins subtil, le son ; sur un autre sens, où la pulpe est plus enveloppée, ce sont les émanations odorantes; sur un sens plus grossier encore, ce sont les corps sapides attachés à la matière ; enfin sur le toucher, sens où la pulpe est le plus abritée, c'est la matière grossière et ses qualités, qui produisent sensation.

Ces diverses atmosphères nerveuses sont continuellement en action et en perte, en mouvemens expan-

sifs et réfléchis. Ils sont réparés continuellement par les liqueurs animales et sur-tout par le sang, qui
puisent leurs principes, leurs maté-
riaux de mouvement, leurs mo-
teurs enfin, dans la lumière, dans
l'air, dans les alimens.

Telle est en abrégé l'image de
la vie, qui consiste en des mouvemens insensibles dans l'atmosphère et dans la pulpe nerveuse.
Telles sont les merveilles tout à-la-
fois simples et multiples des sensations. C'est la combinaison har-
monique, la coordonnance de ces
diverses sensations, effet de mou-
mens divers qui constitue l'intelligence des animaux.

L'enveloppe nerveuse est-elle relâchée? la pulpe devient plus abondante, parce que les artères plus
développées, moins serrées, font

dans l'intérieur du nerf plus de secrétion, ou de cette pulpe ou de sérosité.

Cette pulpe est altérée par une
maladie. Dans les fièvres putrides
ou malignes, les artères qui rampent sur les nerfs sont gorgées d'un
sang noirâtre; la pulpe des nerfs
qui naturellement est blanche, est
alors sale et jaunâtre, et la sensibilité, dans ces cas, a été considérablement diminuée. Cette altération de la pulpe, *Reïl* l'a observée
sur un grand nombre d'individus
morts à la suite de fièvres putrides
et malignes, dans lesquelles maladies la sensibilité est presque éteinte.

Mais de même qu'une altération
de la pulpe nerveuse prive de toute
sensation et de toute sensibilité, de
même une augmentation et un excès de secrétion de cette pulpe fait

excès de sensibilité, état de maladie tout opposé.

Coutouni et *Reïl* ont observé que les nerfs placés à l'extérieur n'étant pas pressés et recouverts par des muscles, leurs enveloppes sont plus lâches et plus susceptibles d'engorgement et de secrétion intérieure. Cette situation et cette espèce de nudité, ou ce peu de recouvrement des nerfs, rend raison pourquoi, lorsque la goutte se porte aux pieds et aux genoux, ordinairement elle existe au coude ; c'est que près de l'articulation du coude, il passe un nerf externe appelé cubital comme auprès de l'articulation du genou ; et l'un et l'autre nerf n'étant point recouverts par des muscles, l'un et l'autre ont une membrane lâche qu'on peut soulever avec le scapel.

D'après cela, on rend raison des différentes espèces de goutte, soit aigue, soit chronique, et de leur siége principal dans les nerfs dont les membranes sont le plus relâchées.

La goutte appartient donc à tout le systême membraneux des nerfs ; elle est différente selon qu'elle dépend ou du ressort inégal dans les membranes, ou d'une fluxion dans les artères qui sont sur les nerfs, ou d'une fluxion gazeuse sous leur enveloppe ou séreuse entre l'enveloppe et les filets nerveux ; de sorte que la goutte est tantôt une fluxion sanguine sur les nerfs, d'autres fois une secrétion séreuse dans le nerf, d'autres fois une simple vapeur, une mofette ; d'autres fois c'est une sérosité pure, alors la goutte est pâteuse ; mais le plus souvent cette sérosité contient en dissolution une matière saline, un phosphate calcaire, qui décomposé, forme un âcre qui picotte la pulpe des nerfs, alors toute l'économie est en une agitation, en une impatience et souvent en une douleur intolérable, selon que l'affection est aigue ou chronique.

Cette maladie choisit ordinairement les articulations, parce que c'est là que viennent se terminer des nerfs, qui secrètent en abondance une vapeur halitueuse perspirable. Avant que cette maladie soit sensible et locale, il s'excite un trouble dans toutes les secrétions, qu'un observateur attentif reconnoît.

Les veines en général, mais spécialement celles environnant les parties affectées, sont gonflées, parce qu'il se fait dans leurs capillaires une secrétion au lieu d'une absorption, ce que je prouverai dans un Traité sur la secrétion du lait et sur ses altérations dans l'économie. Si le sang se porte sur l'enveloppe nerveuse, il y produit une fluxion sanguine ; ou ce sang va ailleurs causer des pertes, des hémorragies, des hémorroïdes, effets de la goutte. La goutte peut donc se terminer et se résoudre par une hémorragie quelconque, telle qu'un crachement, un vomissement de sang ou des hémorroïdes. La goutte produit souvent une inflammation qui est tout-à-la-fois sanguine et séreuse, ce qui constitue l'inflammation érysipélateuse.

L'humidité, l'inaction, et tout ce qui produit laxité dans le systême nerveux, engendre cette maladie. On voit facilement pourquoi les bains et les aqueux sont toujours

nuisibles, et pourquoi les purgatifs, les vomitifs, ensuite le kina
et les toniques, ainsi que les résolu-
tifs remédient si rapidement à ses
paroxismes.

La goutte est souvent héréditaire,
parce que ceux dont on a reçu le
jour ont souvent transmis à leurs
enfans une organisation aussi dé-
bile que la leur. C'est à une éducation physique et à une nourriture
succulente et primitive à réparer le
vice inné de l'organisation.

La goutte étant une fluxion, il
faut déterminer les mouvemens flu-
xionnaires selon les pôles de l'économie, c'est-à-dire, de haut en bas
et vers les parties inférieures, soit
par des relâchans, soit par des stimulans ; ainsi la saignée du bras
peut être fatale aux goutteux, mais
la saignée du pied leur est salutai-

re , et sur-tout par l'application des sangsues sur les jambes et les pieds. J'ai déja dit combien d'erreurs on avoit commises à cet égard dans les fausses fluxions de poitrine.

C'est par une saignée du bras répétée que périt le célèbre M. *de Suffren*, un des hommes dont la marine française a le plus à se glorifier. Il étoit sujet à une goutte sanguine ; j'étois son médecin, et j'ose l'assurer, son ami. Il voulut se rendre à Versailles malgré les instances que je fis pour l'en empêcher en raison d'un enrouement qui me sembloit dû à la goutte , et pour lequel je voulois lui faire appliquer des sangsues aux pieds. Il avoit rendez-vous avec Mad. *Victoire* , tante de Louis XVI. Elle s'apperçut de cet enrouement accompagné d'un crachement de sang. Elle

exigea que M. *de Suffren* vît son médecin et suivît son conseil : M. *de
Suffren* le promit. Persuadé que cette
infidélité médicinale ordonnée de
si haute part ne me fâcheroit pas,
Mad. *Victoire* avoit fait dire par un
exprès à son médecin de se rendre
chez cet amiral. Il conseilla la saignée ; on crut que c'étoit celle du
pied, on fut fort étonné d'entendre
prescrire celle du bras. On opposa
mon opinion : le médecin de cour
répondit par un petit sarcasme. M.
de Suffren impatienté offrit le bras ;
mais à peine fut-il piqué, qu'après
un peu de sang épanché, il perdit
connoissance ; la goutte fit une métastase rapide sur la poitrine. On
réitéra la saignée, et lorsque j'allai
voir cet illustre ami, qui m'avoit
promis de se faire appliquer les
sangsues aux jambes, je restai stupé-

fait

fait en apprenant son agonie. Que ce fatal exemple apprenne aux gout- teux à redouter la saignée du bras !

Nous pourrions ici nous étendre dans une foule immense d'expli- cations ; mais ce que nous avons dit ci-dessus doit suffire aux gens de l'art pour se rendre raison de tous les phénomènes de la goutte, et pourquoi les purgatifs administrés tous les mois sont si utiles, et pour- quoi le kina arrête ses paroxismes.

Le rhumatisme diffère de la gout- te, en ce que l'affection dans le rhu- matisme est plus locale, moins uni- verselle. Le rhumatisme a plutôt son siége et sur les diverses membra- nes, et sur celles des nerfs qui vont aux muscles, que dans celles des articulations ; il affecte plus toutes les membranes, et leurs vaisseaux sanguins, que l'intérieur des mem-

branes nerveuses : il est plus sanguin , plus inflammatoire. Le rhumatisme paralyse presque les muscles, parce que le sang pousse, dans
l'enveloppe des nerfs qui vont aux
muscles , une matière coagulable ,,
et que c'est le propre du rhumatisme de concréfier et de coaguler
la lymphe : aussi on résout le rhumatisme par des ventouses scarifiées , par des saignées locales, par
des vésicatoires et par des frictions
de savon volatil. Ainsi des vésicatoires , quelquefois réitérés , amènent à l'extérieur une gelée fluide,
matière du rhumatisme. C'est cette
même gelée qui , sous le périoste
des os, produit quelquefois des exos-
toses qu'on ne peut dissiper , ainsi
que l'a très-bien observé *Coutouni*,
que par des vésicatoires même réitérés : le mercure, en ce cas , a été

souvent funeste. Les vésicatoires, dans la goutte, ne réussissent pas de même que dans le rhumatisme.

La goutte a des retours périodiques, et le rhumatisme n'en a pas. Cette périodicité de la goutte indique qu'elle siége dans les nerfs, et dans leur systême artériel.

Il y a dans le systême artériel, toutes les vingt-quatre heures, deux accélérations et deux diminutions de circulation. Une certaine fièvre s'annonce le soir, augmente jusques au milieu de la nuit, va diminuant et cesse au point du jour ; alors la circulation s'accroît jusques au milieu du jour, diminue dans l'autre moitié, et ensuite, comme je l'ai dit, recommence le soir ; c'est une marée haute et basse ; c'est un flux et reflux, mais qui a lieu deux fois en vingt-quatre heures, et qui passe du systême artériel pendant le jour, au systême veineux pendant la nuit.

La fièvre de la nuit a ses exacerbatious chez les pituiteux et chez les goutteux. Pendant la nuit, la lumière ne donnant plus de ton à l'économie, l'action qui existe, est un effet de décomposition ; et cette décomposition est d'autant plus grande, qu'il y a plus de foiblesse ; alors le systême artériel relâché secrète plus de pituite, laquelle, plus ou moins décomposée, est plus ou moins saline et irritante. Si les exacerbations pituiteuses ont lieu la nuit, les exacerbations sanguines ont lieu le matin ; et quand la goutte est plus sanguine que pituiteuse, c'est vers le matin qu'elle produit des douleurs ; si, au contraire, elle est plus pituiteuse que sanguine, c'est la nuit qu'elle se manifeste, qu'elle trouble le sommeil et agite l'économie ; elle tourmente moins alors pendant le jour.

Il y a souvent un trouble dans ces deux mouvemens. Si les mutations de l'atmosphère pendant le jour et pendant la nuit influent tant sur le système sanguin, à plus forte raison influeront-elles sur le système nerveux.

Les phases de la lune ont aussi une influence sur les goutteux. Si cet astre soulève la masse de l'océan, s'il redouble les accès de la folie, de l'épilepsie, pourquoi n'influeroit-il pas sur un fluide aussi élémentaire et aussi mobile que celui des nerfs, conséquemment sur la goutte ?

Les solstices et les équinoxes opèrent de grands changemens dans l'atmosphère, et *Hippocrate* savoit qu'ils opèrent aussi de grands changemens dans l'économie : il nous avertit que c'est à cette époque que commencent ou se terminent les longues et grandes maladies. Aux solstices, aux équinoxes, jamais les baromètres ne sont bien exacts : on pourroit dire qu'alors ces instrumens sont malades. Et pourquoi nos liqueurs ne participeroient-elles pas au trouble de l'atmosphère ?

La goutte a des périodes longues mais assez régulières. Elle a son siége dans les organes principaux de la vie, dans le système des nerfs. Elle est modifiée par les influences diurnes et lunaires et solaires, et par les élémens qui changent l'état de l'atmosphère. C'est dans le printems, dans l'automne ; c'est lors des changemens qui ont lieu dans l'atmosphère que cette maladie se manifeste. Elle réside dans le système secréteur de la sérosité ; elle est plus du département de la pituite que de celui du sang. Elle n'appartient sur-tout qu'au sang des vaisseaux capillaires.

Pourquoi la goutte est-elle plus commune dans l'état social que dans l'état de nature ? Les anciens avoient très-bien observé que plus les hommes sont rassemblés en grand nombre dans les villes, plus l'état pituiteux et fluxionnaire se manifeste, parce que l'état de réunion dans les villes produit une laxité dans tous les systêmes, mais sur-tout dans le membraneux et dans le vasculaire ; de sorte que tout-à-la-fois et la fibre longue et la fibre ronde animale sont dans un état

de relâchement, et cela par un défaut de la lumière et de l'air qui sont
reçus en moins dans l'économie
dans l'état social.

La goutte est donc un produit
de la sociabilité. Elle appartient
plus à l'homme blanc qu'à l'homme
noir, plus à l'homme riche et oisif
qu'à l'homme de travail, plus au
vieillard qu'à l'enfant : il est beau,
ce me semble, de prouver de semblables vérités avec le scapel.

Mais n'est-il pas très-intéressant
d'indiquer de même la cause de la
diversité de sensibilité et de l'intelligence dans l'homme et dans les
animaux, et de démontrer que si
la sociabilité affoiblit l'homme et
lui enlève de sa force physique, elle
augmente sa pulpe nerveuse, et alors
ses sensations, son intelligence. Au
moyen de ces sensations accrues, la

force est transformée en adresse et en instrumens qui multiplient d'une manière indéfinie la puissance de l'homme ; ensorte que si l'homme perd en société de cette force membraneuse sauvage, qui ne lui laisse qu'un petit nombre de sensations pour ses besoins, il acquiert alors la force des sensations réflechies, en accroissant la pulpe nerveuse qui produit les phénomènes des sensations et des mémoires, effet des mouvemens réfléchis : par cette pulpe, l'homme s'élève à un type de sensations, de mémoires, de combinaisons de sensations, à un type moral et intellectuel, auquel nul autre être, sur ce globe, ne peut arriver par l'organisation qui lui est propre.

Par le travail de la réflexion, cette pulpe est accrue, mais c'est aux dépens de la force membraneuse. Heureux ceux auxquels la nature l'a donnée en plus grande abondance qu'à d'autres !

Par cette pulpe qui reçoit en son atmosphère les mouvemens que lui impriment les objets extérieurs , par diverses espèces de sensibilités , qui constituent les divers sensations, par le matériel sublime de la vie , l'homme , avec une éducation bien exercée , peut redonner à toute son économie et sur-tout à son espèce , une perfection indéfinie. La nature considérée dans l'homme le présente donc sous divers aspects. Dans son état primitif, il a la force , mais moins de sensibilité, moins d'intelligence. Mais cette intelligence et cet entendement , effet d'une augmentation de pulpe, effet d'une harmonie dans les sensations, diminue

l'énergie de l'enveloppe des nerfs.
Le sauvage ne connoît point la sensibilité du citadin : les chûtes, les
coups, les plus horribles déchirures,
qui causent en état social les douleurs et la mort, il les supporte sans
en être affecté ; il ne connoît point,
comme le citadin, les rafinemens
de l'amour ; il n'a que des besoins ;
il endure, sans en être affecté, toutes les injures de la nature et brave
en riant les tortures.

N'est-il donc pas bien étonnant
que la pensée et l'entendement
dont l'homme s'enorgueillit tant,
n'existent presque point dans l'état
de nature ? Là, l'homme est brute
et sauvage. L'intelligence n'est donc
que l'effet de l'altération primitive
et de l'accroissement d'un peu de
pulpe nerveuse.

C'étoit par une de ces inspirations instinctives, fruit de profondes méditations, c'étoit par un trait de lumière que *Rousseau* a dit: *l'homme qui a pensé, est un être dépravé*. Le mot dépravé n'est point juste ; mais il eût dit une grande vérité, s'il eût exprimé sa pensée par celle-ci : *l'homme qui a pensé, est un animal qui a changé son type primitif*. Oui! mais il le change en un plus parfait en ajoutant à la nature.

Mais ce type primitif de l'homme change lui-même selon les milieux dans lesquels l'homme vit. Ainsi il a une organisation différente dans les différens climats ; isolé dans les forêts, il est autre que réuni dans les villes, où avec moins de lumière, moins d'air et plus d'alimens, il se livre au luxe, au plaisir ou à l'exercice de la pulpe, à la pensée.

Reïl considère les sensations,

les

les mémoires des sensations et toutes les opérations de l'entendement
humain comme produisant une con-
sommation de la pulpe nerveuse :
en même tems que cette pulpe se
consomme, se volatilise par la pensée, elle est alors secrétée abondamment par cette même action de la
pensée : j'en vais citer un exemple.

J'ai vu en 1789, chez Mad. *de
Villette*, le cerveau et le cœur de
Voltaire chacun d'eux diversement
préparé. Feu *Mitouart*, pharmacien
célèbre, fit avec un soin extrême la
préparation de ce cerveau et le dur-
cit dans l'alcool bouillant; il étoit
renfermé dans un bocal rempli d'esprit-de-vin très-pur et presque her-
métiquement clos. Cette précieuse
relique étoit cachée dans une affli-
geante obscurité, tandis qu'on auroit
dû lui élever un temple et un autel

qu'on auroit fréquenté-pour obtenir de l'Être suprême la raison dont il avoit si éminemment doué ce grand homme. Ce cerveau étoit étonnant par son volume ainsi que par celui de sa pulpe blanche , qui , extrêmement abondante , déposoit une immense quantité de ces floccons brillans et salins que le célèbre *Fourcroy* a observés dans sa belle analyse du cerveau. La pulpe de la vie étoit donc chez *Voltaire* dans l'abondance la plus grande où elle puisse exister chez l'homme ; et par la pensée il l'avoit encore considérablement augmentée : mais aussi sa force musculaire étoit très-foible : il étoit presque habituellement malingre ; son corps étoit presque diaphane ; mais ses nerfs étoient remplis de cette pulpe nerveuse, premier principe de la vie , matière de la, pensée ; aussi il en produisoit rapidement et facilement les effets.

On observe que les grands penseurs , que les hommes livrés aux sciences et aux belles-lettres vivent vieux : c'est qu'ils augmentent en eux cette pulpe, principe de vie ; ils ne la consomment qu'en la volatilisant , et alors ils excitent plus de secrétion qu'il n'y a de perte. *Voltaire* eût encore pu vivre long-tems, car il ne mourut qu'à 84 ans, par l'effet de travaux prolongés en plusieurs nuits et par un usage immodéré et presque incroyable du café, ce qui lui causa un état inflammatoire auquel il succomba.

Mais si cette pulpe est fréquemment évacuée en masse, pour la reproduction, alors elle se consume et laisse l'homme dans le dessèchement. Les anciens pensoient que la

liqueur reproductive étoit une secrétion de la pulpe nerveuse : l'a-
natomie des organes de la génération du coq m'a prouvé qu'ils
avoient bien vu.

Revenons à notre objet. La pensée, le sentiment et l'intelligence ne
sont donc donnés que secondairement à l'homme : il ne les acquiert
qu'en perdant le type de la force que
lui donne primitivement la nature :
et ces importantes vérités qui révè-
lent les mystères de la nature humaine, peuvent être démontrées au
scapel, comme une proposition géo-
métrique peut l'être au compas.

Telle est la voie par laquelle un
médecin philosophe parvient à expliquer les forces physiques et mo-
rales, les passions et les sensations
de l'homme, ses vrais biens et ses
vrais maux, les altérations de son

économie et les moyens de la porter
vers le beau idéal. Ces connoissances sont véritablement le développement des lumières, la destruction
des inconnues et la révélation de
l'homme à l'homme. Le plus grand
bien que l'on puisse faire sur ce
globe, c'est de détruire des erreurs,
d'établir des vérités qui apprendront
à l'homme à se connoître, à se diriger vers son bonheur et vers sa
perfection.

Mais, pour revenir à la goutte,
on peut donc dire qu'elle est une
maladie d'autant plus commune à
l'homme, qu'il s'avance davantage
vers l'état social ; ceux qui en sont
affectés, ont une foiblesse dans le
système membraneux, dans l'enveloppe des nerfs : il se fait chez
eux une fluxion, laquelle produit
congestion vers une partie ou vers

une autre. Les fluxions , les relâ-
chemens dans les divers systêmes
de l'économie altèrent donc le type
primitif de l'homme ; mais le mouvement de réflexion plus libre ,
l'intelligence augmentée, peuvent,
par des instrumens , remonter
l'homme vers une énergie physique
et morale et vers des mouvemens
réfléchis et multipliés auxquels nul
animal n'est destiné par son organisation à parvenir comme lui par
la structure de ses nerfs.

Platon eut donc tort en propo-
sant de chasser de sa république
les êtres infirmes : puisque l'état
social amène l'état de foiblesse et
l'état fluxionnaire, il amène aussi
plus de facilité dans les opérations de
l'entendement. Ne voit-on pas tous
les jours que quand l'enveloppe des
nerfs est très-foible, et sur-tout lors-

que le système membraneux est très-relâché, les enfans ont une prédominance de pulpe nerveuse, et alors d'intelligence, qui fait dire d'eux qu'ils ne vivront pas ; parce qu'il n'y a point d'équilibre entre les puissances des deux mouvemens contraires? Les individus foibles et délicats ont une sagacité qui perçoit et devine les autres, ce qui n'est que l'effet d'une extrême sensibilité.

Concluons de toutes ces données, que lorsque l'homme connoîtra bien les causes premières de ses sensations, il pourra changer son type primitif, et le perfectionner. Il peut, par sa réunion en société, se rendre à son gré plus parfait que ne l'a fait la nature ; c'est ainsi que par la culture et par l'art, l'homme a perfectionné les fruits ; ainsi, par la médecine, il peut perfectionner son physique, son moral, et écarter loin de lui les maux que lui cause la société, y remédier, et ne conserver que les biens qu'il peut s'y créer par une étude approfondie de la nature.

Nouvelle préparation du kinkina, et moyen de le suppléer.

On a reproché au kina de causer des obstructions ; ce remède ne les produit que lorsqu'il est donné dans des fièvres humorales auxquelles la nature donne un période réglé, et qu'elle termine par des fontes humorales et bilieuses ; mais dans la goutte on ne sauroit donner trop tôt le kina ni en trop grande abondance, en observant de commencer par un fort purgatif ; et lorsqu'après le kina il existe encore quelques restes de l'affection goutteuse, il faut réitérer et le

purgatif et le kina ; puis après le
purgatif, que je prescris tous les
mois, il est très-utile d'user avant
le repas de quelques cuillerées de
vin de kinkina.

Le vrai reproche à faire au
kinkina, c'est qu'il faut le prendre à très-grande dose, et qu'il
inspire aux individus dont l'estomac est très-sensible un dégoût
insurmontable. Voici les recherches que j'ai faites pour remédier
à ce dégoût, ou plutôt pour donner
une grande quantité de kinkina
sous un petit volume. Je débarrasse cette substance de sa partie
ligneuse inerte et je ne conserve
que la partie active. A cet effet,
je fais infuser du kinkina con-
cassé dans de l'eau-de-vie à dix-
huit degrés : après une infusion
au bain de sable, on filtre à tra-

vers la chausse, on distille, puis
on évapore. Le meilleur kinkina
par livre ne donne qu'une once
deux à trois gros de cet extrait
gommo-résineux. Ce remède précieux n'a d'autre inconvénient que
celui d'être fort cher ; je le donne
depuis douze grains jusqu'à un
gros ; et dans les fièvres quartes
qui n'ont pu être vaincues par des
doses énormes de kinkina en substance, cette préparation les combat efficacement. J'ai donné cette
gomme-résine jusqu'à demi-once
par jour dans un grand paroxisme
de goutte, et j'en ai obtenu un
résultat très-rapide et presque merveilleux. L'on doit donner une proportion plus grande de résine de
kina que de kina en poudre.

Je crois que l'on peut suppléer
au kinkina par l'usage de l'ar-

nica ; mais cette plante doit être donnée à grande dose. *Stoll* l'emploie dans son hôpital. en guise de kinkina, et l'appelle le kinkina des pauvres : les feuilles de ce végétal ne valent que 3o sols la livre, et les fleurs 3 francs.

Ce végétal, que l'on donnoit à quelques grains en infusion dans une pinte d'eau, peut se donner depuis un gros jusqu'à une once ; on peut aussi l'employer en lavemens à demi-once : les effets en sont étonnans. Je crois pouvoir assurer que dans le nord cette plante deviendra un médicament très-précieux dans toutes les affections catharrales, chroniques ; et dans la goutte sur-tout, je crois qu'il peut remplacer le kina : cette plante a une qualité stimulante à laquelle il faut faire attention, qualité qui n'existe pas dans le kinkina ; néanmoins elle a, comme le kinkina, un principe gommo-résineux ; comme le kina elle est amère, stomachique nauséabonde, un peu purgative.

La goutte, qu'on regardoit autrefois comme hors des atteintes de la médecine, est donc aujourd'hui le sujet de son triomphe.

Je ne suis revenu, à la fin de cet ouvrage, au kina, que pour en proposer une préparation très-efficace, et l'essai d'un végétal vulgaire propre à le suppléer.

Fin de la troisième et dernière partie.

De l'Imprimerie de H. L. PERRONNEAU,
quai des Augustins, n°. 44.